肺
心
肝
脾
腎

実践講座19

気の音楽療法

五臓の音符

張明亮〈著〉
山元啓子〈訳〉
峨眉養生文化研修院〈企画〉

BNP
ビイング・ネット・プレス

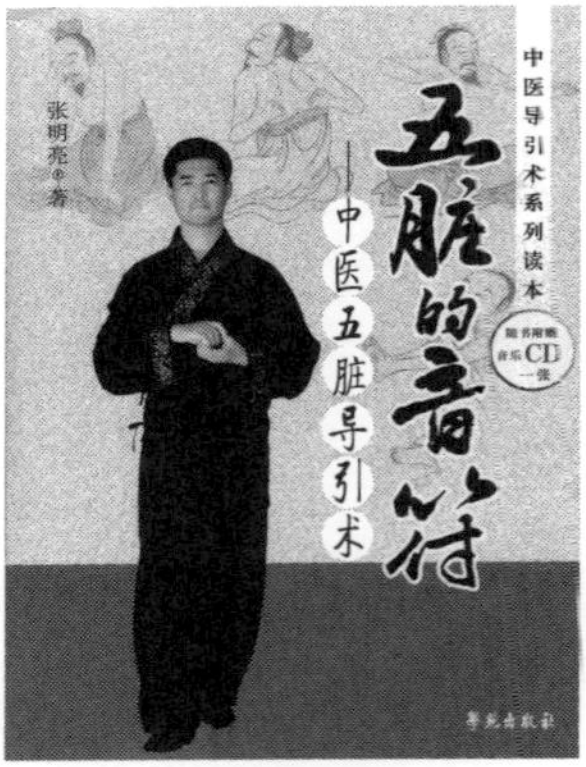

五臓的音符
中医五臓導引術
中国・学苑出版社

五臓の音符
気の音楽療法
原著

序　五臓の音符の思想と実践

鎌田東二

中国はインドと並んで大変奥深い国である。その文明五〇〇〇年の歴史過程において、革命につぐ革命による目まぐるしい政権・政体の交代がある中、絶えることなく伝承されてきた身体文化の体系がある。それが中医学であり、食生活を含む養生文化であり、その核心をなす導引である。気功は、この導引を基礎的な身体技法とし、吐納（呼吸法）と存想（観想）を統合して成立したものである。

導引については、紀元前二世紀の馬王堆の遺跡から導引の身体動作を描いた最古の帛画が出土しているので、それによって古代の導引法の様子をある程度確かめることができる。その時点で、湖南省長沙市の有力政治家（長沙丞相と呼ばれた利蒼）一族の墓の副葬品としての帛画に描かれるようになるまでに一般化していたということである。二〇〇〇年以上前、孔子やブッダやソクラテスの少し後の時代に、すでにこのように導引が体系化されていたということは凄いことである。身心変容技法についての極めて自覚的な把握と実修があったということだからだ。

身心変容技法とは、「身体と心の状態を当事者にとって望ましいと考えられる理想的な状態に切り替え変容・転換させる知と技法」を指す。導引および気功は中国の身心変容技法の中核をなす。そもそも、身心変容技法が成立するためには、そこに明確な身心哲学と身心機能論についての認識がなければならない。理論なき実践も、実践なき理論も、ともに空虚である。その理論的な身心哲学と身心機能論に基づいて具体的な身心変容技法が確立できる。

古来、宗教、芸術・芸能、武道・スポーツ、教育などの諸領域においてさまざまな身心変容技法が編み出されてきた。祈り・祭り・元服・灌頂・洗礼などの宗教儀礼、瞑想・観想・イニシエーションや武道・武術・体術などの修行やスポーツのトレーニング、歌・合唱・舞踊などの芸術や芸能、治療・セラピー・ケア、諸種の教育プログラムなどである。それら身心変容技法の多くは師から弟子へと伝承され、追体験と吟味を重ね、実践と経験のふるいにかけられながら伝承されてきた。

峨眉丹道医薬養生学派第一四代伝人張明亮老師によれば、中国養生文化の歴史は五〇〇〇年の時を刻み、中でも、「峨眉丹道医薬養生学派」は、中国四川省峨眉山を発祥の地として、中国禅宗の臨済宗に属し、一二世紀の南宋末に峨眉山金頂の白雲禅師によって創設されて以来八〇〇年の歴史を持ち、不断の改善により独自の理論と実践体系に発展していった。その内容は、導引と医薬と食餌の三分野から成り立っており、この「気功薬餌療法」は、運動と医薬と栄養を健康を保証する三要素であるとする現代医学から見ても大変有意義かつ有用であるという。

張明亮老師は、その中国身心変容技法の精髄の一流派である峨眉丹道医薬養生学派の気功を、これまで、『気功の真髄―DVD付き 丹道・峨眉気功の扉を開く』（KADOKAWA、二〇一五年三月）、『峨眉伸展功―あなたの身体を呼び覚ませ』（BNP、二〇一六年四月）の二冊で体系的かつ実修的に示してきた。どちらも峨眉気功の真髄と基本を極めて明確に格調高く提示している。

『気功の真髄』では、峨眉山が「道家三十六洞天」第七番目の「洞天」（天に通じる良き聖地）であることやまた「仏家四代名山」の「普賢道場」（普賢菩薩の道場であり聖地）であること、「峨眉武術発祥地」であり、「天然の中医薬園」であることが明示されているが、加えて、派祖の白雲禅師について大変興味深いエピソードが記されている。

南宋末の将軍白雲は武功にも医薬にも精通していたが、南宋が衰退したので茅山で出家して道教の道士となり、茅山上清派の医学と黄老の術を学び、後に峨眉山で禅僧となり、「天人合一、天人相応」の理に基づき、導引、中医学、吐納（呼吸）、按蹻（整体）と仏教の静座や禅を有機的に融合して、「峨眉十二荘」を編纂した。「無相剣」という物語によれば、「剣客」であった白雲は、老子『道徳経』や仏教の『心経』『金剛経』を学び修した後、峨眉山金頂峰に住む心法禅師から「身剣合一」、無住禅師から「心剣合一」、無得禅師から「無住無得」、無相禅師から「無」を習得・体現したという。その身心変容の深まりの過程は、中国道教と仏教の精髄を結集したもので、それが峨眉丹道医薬養生学派の理論と実践の核心部にある境涯といえよう。

『峨眉伸展功』では、「峨眉養生術の入門の基礎功法」であり、中医学や「内功」の必修功法である「伸展功」が詳細に解き明かされ、示されている。約一七〇〇年前に著された『抱朴子』「内篇微旨」の中に、「屈伸の法を知る者は、則ち曰く導引なり、以て老い難かるべし」とあるが、それを張明亮老師は「身体の屈伸の方法を理解していることを導引といい、それは老化しにくいという効果を生み出す」という意味であるとし、「肢体の屈伸、（緊張・弛緩）の順序だった運動を通して、全身の気血の流れを導引し、調整して、自己コントロールすることができ、それによって健康になり、病を取り去り、老化を遅らせるという目的に達することができる」と具体的な導引および気功法として示した。

これら二著により、峨眉丹道医薬養生学派の理論と実践の精髄と基礎が明確になり、それを修練する機関として「峨眉養生文化研修院」を二〇一五年六月に設立し、定期的に研修会やワークショップやシンポジウムを開催してきた（これらについて詳しくは、峨眉養生文化研修院のウェブサイトをご覧いただきたい。URL：http://www.emei-japan.net/）

さて、本書『五臓の音符』は、前二著に基づいて、さらに具体的峨眉気功のユニークな特殊功法を、医療、芸術、芸能、教育、宗教などの諸分野に裨益するところ大なるものがあると考えて満を持して公開するものである。

「はじめに」にもあるように、本書『五臓の音符』は、峨眉山に伝わる八〇〇年の歴史を有する「峨眉五臓小煉形」と呼ばれてきた「中医五臓導引術」である。古来、「秘伝」とされてきたため、これまで公開されることはなかったが、天災・人災ともに多発する現代世界の中で人類「養生文化」の未来に寄与しうる伝統功法として本邦初公開される。

この「五臓導引術」には、「導引煉形、吐納行気、観想存神」が含まれているが、中でも特徴的なのは「特定の手印や口訣を吟唱する方法」を用いていることである。これは、「即身成仏」をめざす密教の「身口意」の「三密加持」（本書では「三密相応」と呼ばれる）と共通する身心変容技法である。よく知られている気功の功法である「六字訣」が「噓（xū）・呵（hē）・呼（hū）・呬（sī）・吹（chuī）・嘻（xī）」の六種類の吐く息とそれに呼応する身体動作と意念を用いて五臓六腑や全身の気脈の流れを整え、身心の安定を図る身心変容技法であるとするなら、「五臓導引術」は「五臓の音符」を発声（歌唱）して臓腑を振動させることで身心強化と安定を図ることを企図している。これこそ、『黄帝内経』

や中医学で言う「五音五臓に入る」という理論の実修に他ならない。

実は、日本では、峨眉臨済宗宗祖の白雲禅師が出る少し前に、宇宙と自己身体の根源的同一性（「我即大日」）の洞察に基づく空海の「即身成仏・三密加持」の思想（教相）と修法（事相）をリノベートした人物が出た。真義真言宗（豊山派・智山派）の宗祖とされる興教大師覚鑁（一〇九五―一一四四）である。覚鑁は、法然（一一三三―一二一二）、栄西（一一四一―一二一五）、親鸞（一一七三―一二六二）、道元（一二〇〇―一二五三）、日蓮（一二二二―一二八二）、一遍（一二三九―一二八九）ら、いわゆる鎌倉仏教の祖師（宗祖）たちの思想と実践の先駆けを成す仏教のリノベーターの先鋒であった。覚鑁の主著『五輪九字明秘釈』を日蓮が若い時に書写しているのもその思想的影響の具体例である。

覚鑁は、末法の時代（一〇五二年から末法の世に入ったと信じられた）に真言密教の法身大日如来と浄土教の報身阿弥陀如来の接合を図り、大日如来の真言（ア・ヴァ・ラ・カ・キャの胎蔵界大日如来真言の五輪・五大）と阿弥陀如来の真言（オン・ア・ミリ・タ・テイ・セイ・カラ・ウンの阿弥陀如来の真言の九字）を合体させた。その理論に基づき、その頃造塔され始めた「五輪塔」を真言密教的な五大思想と道教的な陰陽五行思想を結びつけて統一理論を提示した。さらに、『金剛頂経』に基づく密教的五相成身観を「五輪塔」という「墓」と身心を同一視する瞑想法に再編成し、そこに五臓六腑を内視する思想と瞑想法を具現した。それはまさに日本版「五臓の音符」と言えそうであるが、残念ながらこの覚鑁の「五輪九字明」には「五臓の音符」のような発声法・歌唱法は見られない。その点で、峨眉派の「五臓の音符」の旋律と歌唱は類例を見ない独創的な身心変容技法である。

覚鑁は大日如来の「密厳浄土」と阿弥陀如来の「極楽浄土」が同一であると主張し、五輪塔の形態と構造を、①方形＝地輪＝結跏趺坐形、②円形＝水輪＝胎蔵界大日如来印、③三角形＝火輪＝金剛界大日如来印、④半月形＝風輪＝顔形、⑤宝珠形＝空輪＝頭形（座禅・禅定の形。三密加持）とし、さらにこの地水火風空の五大・五輪を、①地「肝の蔵は眼を主る」、②水「肺の蔵は鼻を主る」、③火「心の蔵は舌を主る」、④風「腎の蔵は耳を主る」、⑤空「脾の臓は口を主る」と結びつけ、次のように、五臓六腑を五智・五仏・明王・菩薩に対応させた。

肝―青―木―大円鏡智―阿閦《あしゅく》如来―金剛菩提心三摩地門
心―赤―火―平等性智―宝生如来―福徳金剛三摩地門
肺―白―金―妙観察智―無量寿如来―智慧金剛三摩地門
腎―黒―水―成所作智―不空成就如来―羯磨《かつま》金剛三摩地門
脾―黄―土―法界体性智―毘盧遮那如来―法界六台金剛三摩地門
胆―降三世明王、大腸―軍荼利明王、膀胱―焔鬘徳迦《えんまんとくきゃ》明王、小腸―金剛夜叉明王、胃―不動明王、
三焦《みのわた》―普賢菩薩

この根拠がどこにあるのか明確ではないが、そもそも密教的五智・五仏観を道教的五行・五臓観に接合した最初期のテキストは、善無畏三蔵がサンスクリット語から漢語に翻訳したと言われる『三種悉地破地獄転業障出三界秘密陀羅尼法』である。覚鑁もこれを参照していることは間違いないが、これは元々インド伝来のものではなく、中国で独自に撰述されたと考えられている。インドよりも中国

の方が内臓瞑想についてはより即物的であった。ここには、たとえば、肝臓が酸味、心臓が苦味、脾臓が甘味、肺臓が辛味、腎臓が鹹味を好むなどと述べられていて、インドの五大思想と中国の五行思想の結合が見られるが、日本の院政期に活動した覚鑁の独創は、それを五輪塔瞑想に結びつけたことにあった。

覚鑁は「五蔵神形」図を示して、「五蔵の三摩地観に入る。忽然として出家の頭上において五智の宝冠を現し、肉身の五体において、五智の光明を放つ。その時に当つて一人席を起ち、万民、礼を作す。諸宗、旗を靡かし衣を送る。故に五臓の三摩地は秘が中の秘なり」と記し、「五蔵の三摩地観に入る」とか「五蔵の三摩地は秘が中の秘なり」と五臓瞑想の極意と神秘を語った。覚鑁はおそらく日本の医書の『医心方』（九八四年、丹波康頼撰）や中医学の古典『黄帝内経』などを典拠に独自の五輪瞑想を編み出したのであろう。

本書でも詳しく語られているが、『黄帝内経』には「五音は五臓に入る」とされ、「天の五音」は「角・徴・宮・商・羽」、それがまた「五行」の「木・火・土・金・水」に対応し、人体においては「肝・心・脾・肺・腎」の五臓に対応すると説かれた。したがって、角音は肝に、徴音は心に、宮音は脾に、商音は肺に、羽音は腎に入ることになる。古代の宮音は現在のド、商音はレ、角音はミ、徴音はソ、羽音はラにそれぞれ対応するとされてきたが、本書で提示される「五臓の音符」は、『黄帝内経』の「五臓五音に入る」というような「五音」単音として用いるという単純なものではなく、「旋律」であり、それを歌唱するものだ。具体的には、肝臓の音符と旋律は「GE、WO」で「千金間」の手印を結んで歌い、心臓の音符と旋律は「ZHEN、DENG」で「跨鶴坐」の姿勢で「金鈎印」、脾臓の音符と旋律は「GONG、GUO」で「自在坐」の姿勢で「真臓印」、肺臓の音符と旋律は「SHANG、ANG」で「金剛杵」の手印を結んで歌うという大変ユニークなものである。さらに興味深いのは、「腎臓は閉蔵の臓なので、収斂して固く密にしなくてはならず、開いて漏らしては」ならないので、「音符を吟唱して振動させる方法を用いて練功するのは不適当」とされ、腎臓には音符を吟唱する方法はなく、意念と観想の方法を用いて実修する点である。これらの功法は、峨眉派の「五臓の音符」以外では目にすることはなく、極めて独創的で興味深い。

身心変容技法としての音声の活用は、真言（マントラ）や称名念仏や題目などさまざまな方法があるが、声音が具体的に五臓六腑に対応すると考える中国伝統の身体思考を峨眉派の「五臓の音符」は手印と坐法と旋律の歌唱（吟唱）と連動させて実修する点で独自性を持つ。

このように、本書は、思想的な観点からみても、実践・実習的な観点からみても、非常にユニークで示唆に富む身心変容技法を提示している。ぜひさまざまな観点から「身心変容技法」に関心を持つ、特に医療、芸術、芸能、教育、宗教などの諸分野に携わる方々には「五臓の音符」の思想と実修を知っていただき、さらに深くは峨眉養生文化研修院が開催する各種セミナーやワークショップやシンポジウムなどで自身で納得のいく形で学び摑んでいただきたいと心から願うものである。

かまた・とうじ
（上智大学グリーフケア研究所特任教授・京都大学名誉教授）

はじめに

中医学は、中国の古い文明の時代に生まれましたが、今日でも依然として新鮮な生命力をもっています。数千年来繁栄し続けてきた人類が、生存し、健康に生きるために、中医学は大きな貢献をしてきました。複雑な問題を体系化し、概括的にとらえ、一見「簡単」で「曖昧模糊」に思われる方法を用いて、これ以上複雑なものはないと思われる生命や健康の問題を説明、解釈しているのです。中医学の核心となるものの一つに、五臓学説があります。五臓学説とは、生命を精（形）、気、神の三つの要素のレベルで考え、肝、心、脾、肺、腎の五つに体系化して高度にまとめて理解したものです。これは、中医学が、木、火、土、金、水という伝統的な五行学説を、具体的にうまく応用したものであるとも言えます。

中医五臓導引術は、昔は、峨眉五臓小煉形と呼ばれていました。中国の四大仏教名山の一つである峨眉山を発祥の地とします。峨眉臨済宗丹道医薬養生学派の五臓専修功法であり、今日まで伝承され、八〇〇年の歴史を有します。五臓導引術は、古くは「秘伝」として外部には伝えられませんでした。五臓導引術は、人体の肝、心、脾、肺、腎の五つの体系の精（形）、気、神に対して、直接行っていく、専門的な鍛錬と修養の内容をもった養生方法です。この方法は、単刀直入、簡単で直接的でありながら、臓腑を強くし、気血の流れを改善し、心身の両者に作用するので、人体内部の環境をかなり大きく協調させ改善させることが可能です。

五臓導引術には、導引煉形、吐納行気、観想存神などの内容が含まれます。その中で、最も特徴的なのは、特定の手印《しゅいん》や口訣《くけつ》を吟唱する方法を用いることです。小煉形を練習するときには、身体や両手は特定の姿勢や形をとり、口中では特殊な音を吟唱し、心中は黙想し、静かに聴きながら、身《しん》、口《く》、意《い》の「三密相応」を行います。このようにして、独特の修養の作用や効果を生みだすのです。

中医五臓導引術は、中国の伝統文化思想や理論、方法を包含した五臓に対して専門的に行う導引術です。この導引術は、各種の慢性疾患や不調にも適した練習方法です。その他にも、たとえば亜健康（病気と健康の間のグレーゾーン）な人たち、中医学の愛好家や研究者、養生音楽の研究者や愛好家、儒学、道学、仏学など中国伝統文化の研究者や実践者、養生、武術、太極（拳）、気功などの練功者、生命科学や生命文化の探究者などにも、等しく適した練習法だと言えます。

一九五〇年代、峨眉派十二代伝人で、当代の丹医大師、気功大師であった鎮健居士周潜川先生が、著作の中で始めて峨眉五臓小煉形の部分的な内容を公開し、何人かの身近な弟子に伝え、また臨床の応用として一部の患者に教えました。私は、一九九一年に周先生の内弟子である楊凱先生から、始めてこの小煉形の教授を受けました。また同時期に徐一貫先生、李国章先生、周巣父先生、周懐姜先生など、数名の先生にもご教示を頂き、多々啓発されました。また自分自身の数年来の実践や人に教えることによって得たことと諸先生の教えを合わせると、この導引術に対して会得したものが少なくありません。

本書では、師から受け継いだものに従い、古くから伝えられた方法の精髄を失うことなく、数百年もの間に伝承されてきたこの五臓導引術の整理やまとめを行いました。たいへん嬉しいことに、青年作曲家であり、古箏の演奏家でもある呉辰越先生の強い力添えによって、私たちはこの導引術の「音符」（旋律）の部分を、より簡単な直観的な音楽の形式を用いて表現することができました。

この古い神秘的な導引術が、現代に完全な形で皆さんにお届けできることを、他でもなくまず私自身が感動しています。科学技術が発達した今日や未来の比較的長い期間においても、この導引術は独自の魅力を放ってより美しく輝くことと信じています。

本書は、たくさんの先輩の智慧を受け継いだばかりでなく、また多くの先生や友人の心血を集めたものになりました。本書を著作するにあたって、呉辰越、姫文君、代金剛、李雲寧、趙宇寧、厳潔、李金龍諸先生、また白呼格吉楽団の皆さまに、大きなお力添えをいただいたことに対して、この場を借りて心よりお礼申し上げます。

私たちは、この『五臓の音符』の中で、忙しい歩みを少しゆっくりにしてみましょう。健康と喜びは、実はこんなに近くにあったのだと気付いて驚かれるかもしれません。

古並洲（太原）にて

張 明亮

謹しんで識《しる》す

目次

五臓の音符——気の音楽療法

序　五臓の音符の思想と実践　鎌田東二　3

付録 五臓導引術誘導の言葉 183

プロローグ

音と養生

私たちは音の世界に生きている

私たちは、物が振動するとき、音を出すことを知っています。一般的に言えば、音は、音波の作用によって、私たちの聴覚システムに生まれる感覚です。発生源から放たれた振動が、周りの空気に振動を与えて発生した振動波が音波です。音波は、媒介を通して私たちの耳に伝えられ、外耳道から鼓膜や耳小骨に伝わり、蝸牛の中のリンパ液や基底板を振動させ、蝸牛内の有毛細胞が振動して電気信号に変換し、蝸牛神経・神経核を経由して大脳半球の聴中枢に伝え、聴覚を形成します。これが、私たちが「音」を聞くプロセスです。

科学者は、一秒間の振動数を音の周波数とし、ヘルツをその単位としました。私たち人類の耳に聞こえる周波数は二〇～二万ヘルツです。自然界の音には、たとえば、風音、雨音、雷鳴、川の流れの音、火が燃える音などがあります。社会の中の音には、車、飛行機、船、電車、ラジオ、テレビの音などがあります。人の声には、笑い声、泣き声、叫び声、話し声、歌声、いびき、読経、マントラを唱える声などがあります。これらは皆、私たちが聞き取れる音波です。音波の周波数が、二万ヘルツより大きく（超音波）、二〇ヘルツより小さい（超低周波）とき、私たちには聞こえません。しかし、私たちの耳には聞こえないだけで、このような周波数も、私たちの生活、仕事、健康や安全面に深い影響を与えているのです。たとえば、人体の内臓の固有の周波数（〇・〇一～二〇ヘルツ）は、超低周波（二〇ヘルツ以下で、波長が長く、遠くまで伝わり、強力な貫通力をもつ）に近く、もし外から伝わってきた超低周波と内臓の固有の周波数が共振するようなことがあれば、内臓の損傷を引き起こし、甚だしいときには生命を脅かすことにもなります。さまざまな音波の振動原理は、自然に存在し、私たちの「沈黙」している内臓と同じように真実の存在です。私たちは、何時いかなるときも音の世界に生きているのです。さまざまな周波数の音波と、私たちの内臓の間には、直接的な繋がりがあり、さらに協調して調和しており、私たちの健康と切っても切れない関係にあります。

環境にあるさまざまな音以外に、私たちの身体にもさまざまな音が充満しています。

人の心は外に向けられていて、私たちは、習慣的に外から来た事物を認識し探求しています。多くの人は、音はただ外界から伝わってくる一種の情報であると認識し、私たちの身体の中の音を、おろそかにしたり忘れたりしています。私たちが、「オギャー、オギャー」と生まれたその日から呼吸が始まり、血液が流れ、臓腑が活動し、身体が動き、思惟が活動し、空腹時には腹が「グーグー」鳴り、走ったときには「ハーハー」と喘ぎ、興奮時には心臓が「ドキドキ」する、これらは、身体の正常な生理状態で発生した音です。また、肝腎の気が不足した患者は、足首を回したとき「グリグリ」と音がし、腎が気虚で肺気が取り込めない患者は、話をしているときにも息切れをし、明らかな外界の刺激がなくても耳鳴りがしたり、幻聴が起こるのは、調子を崩した身体が私たちに警告を与えてくれているのです。ですから、私たちの体内にはさまざまな「音」が充満し、スケールの大きな交響曲が創り出されているのです。

このように考えてくると、私たちの生活は、本当に音の世界の中にあることが分かります。私たちの生活、生命はすべて音と密接な関係をもっており、異なった音は私たちの生活や健康に深い影響を与えているのです。「聴く」ことは、私たちの人生にとって重要なことなのです。

音声と人体の健康との密接な関係

宇宙の万物は、皆一定の範囲内において、それぞれの規律に基づいて運動を続け、どの事物も自分の周波数をもち、外に向けて放射し、互いに影響したり協調したりしています。私たちの生活は、異なる音が充満した世界の中にあって、宇宙の一員であり、私たち「人」も例外ではありません。私たちの体内にも周波数をもつ振動があり、大きいものでは心臓の拍動、肺臓の拡張や収縮、腸の蠕動《ぜんどう》、小さいものでは細胞の収縮や伸展も、いつも外に向かって自分の振動の情報を放射しています。そしてまた、まったく妥協することなく周囲の人や物に影響を与えています。逆に私たちの周囲のさまざまな音の振動も、私たちの身体に影響を与えているのです。

どの種類の音も、それぞれ自身の振動の周波数をもっていて、私たちの身体に入ってくると、身体の各器官の振動の周波数との間に関係が生じ、影響が生まれます。これが一般に言う「共鳴」で、私たちの身体にさまざまな効果を生じさせます。強いリズムのディスコの音楽が流れているところでは、私たちは思わず動きたくなります。優雅な軽やかなゆっくりしたリズムの下では、私たちは逆に自然に安静状態になります。このような音は、ある程度、私たちの身体を音に相応した状態へと誘導します。動物の一員である私たち人間は、音に対して潜在意識での感知力を有しています。自主性や定力《じょうりき》（心を乱されない力）が弱い人は、往々にして音に左右されてしまいます。逆に、定力が充分にある人は、どのような音が私たちに有益であり、また不利であるかを、だいたい判断することができます。私たちがある人たちに対して、初対面でも長年の友人のように感じたり、また会ったことがない人でも、声を聴くだけですぐに反感が生まれたりもします。ある音は、私たちを楽しくさせ、ある音は逆に私たちに恐怖や焦りを感じさせます。このような現象は周波数をもった情報が私たちに伝わってきて生まれる結果なのです。二〇〇〇年前に、孔子はなぜ顔回に「礼に非《あら》ざれば、視る勿《なか》れ、礼に非ざれば、聞く勿れ、礼に非ざれば、言う勿れ、礼に非ざれば、動く勿れ」（孔子が顔回に与えた視・聴・言・動についての四つの戒め。礼にあらざることを見たり、聞いたり、言ったり、行ったりしてはいけない。『論語』）と言ったのか。この言葉は、私たちにとっても、よく考えてみる価値があるのではないかと思います。

孔子の『論語』やマルクス・アウレリウスの『自省録』に相当する、インドにはインドの「奥義書」があります。それは長い時を経ても衰退することのない聖なる書であり、インドの哲学や宗教、さらには西洋の文化にも大きな影響を与えました。その中の『ＡＵＭ《オーム》奥義書』では、世の中のすべては、原始の音「ＡＵＭ」（またはＯＭ、中国音では嗡あるいは唵と表記する）をその起源とすると考えます。過去や現在、未来のすべては皆ＡＵＭであり、時間空間を超えるのも、因果の働きも皆ＡＵＭだと考えます。古いヨガでは、ＡＵＭは最も重要な語音瞑想です。ＡＵＭは宇宙の原音を代表し、神の音であり、すべてのヨガ語音体系では、ＡＵＭの音が最も有効に、最も簡単に人の心を安寧、平和へと導きます。

音は一種の振動波であり、この種の振動波は一種のエネルギーの体現です。ある歌い手が発する非常に高い声が、一定の距離に置いたガラスコップを割るように、また狭い部屋に置いたスピーカーの重低音の効果で、床の振動をはっきりと感じたり、さらには空間の中の微小な物質の振動が見えることもあります。これらは、皆音波のエネルギーの変化が現れたものなのです。

エネルギーである以上、音の組み合わせは他の方式のエネルギーと同じように、身体に一定の影響を与えます。雑然として乱れた音波の組み合わせや、よくない音の周波数は、人を不快にし、甚だしいときには心が苛立ち、それが長く続くと病気へと変化します。このような音は、ノイズです。逆に、適度で規律のある音波の組み合わせは情緒を安定させ、身体にもプラスの影響を与えます。音の効果や働きは、現在ではよく病気治療や陣痛を和らげる方法として応用されています。とくに心理や精神疾病の治療や快復には、さらに専門的な音楽療法があります。

上手に音を用いれば、養生長寿がかなう

人にとって不調和な振動は、体内の天然の規律ある運動、即ち身体の自立プログラムを破壊し、その状態が長く続けば、我々にとって目に見える、感じることができる問題となり、徐々に疾病を形成

します。もし、我々が、自然の規律を把握し、音の力をうまく使うことができれば、ある種の鍛錬の方法を用いて健康を回復し、調和した生命の交響曲を奏でることができます。それは、疾病の治療を行うことであり、健康回復と長寿が得られることでもあります。

二〇〇〇年余り前、中国の最も偉大な医学書『黄帝内経《こうていだいけい》』の中に、「五音は五臓に入る」という論述があります。『黄帝内経霊枢』邪客篇には、「天に五音あり、人に五臓あり。天に六律あり、人に六腑あり。……此れ人と天地と相応ずる者なり」とあります。天の五音とは角《かく》、徴《ち》、宮《きゅう》、商《しょう》、羽《う》であり、それぞれ五行の木、火、土、金、水に対応し、人体では、肝、心、脾、肺、腎の五臓に対応します。角音は肝に入り、徴音は心に、宮音は脾に、商音は肺に、羽音は腎に入ります。この理論は、中医学の基礎的理論であるばかりでなく、中医学の診断、治療に広く応用されています。

表一　五音、五臓に入る

五行	五臓	五音	音符
木	肝	角	ミ
火	心	徴	ソ
土	脾	宮	ド
金	肺	商	レ
水	腎	羽	ラ

音楽家の研究によると、古代の宮音は現在のド、商はレ、角はミ、徴はソ、羽はラにそれぞれ対応

しているそうです。

　世界各地の修身養性（天性を養い育てる）の方法でも、音の応用は、往々にして重要な一環となることがあります。たとえば、爆発時の叫び声、瞑想時のマントラなど、これらは一種の形式にとどまらず、より重要な、相応する臓腑を呼び覚ましたり、あるいは情緒を安定させる働きがあり、入静や気血の流れを調えるのに有効なので、昔の人は、この唱える（唱誦）方法を導引の範疇に帰属させました。唱誦は、古い導引術では「吟」と呼ばれていました。晋代の有名な医学者、養生家である葛洪《かっこう》（二八三—三四三）の『抱朴子《ほうぼくし》』の中に、「或いは伸屈、或いは俯仰、或いは行臥、或いは倚立《いりつ》（もたれる、立つ）、或いは躑躅《てきちょく》（二、三歩行っては止まる）、或いは徐歩、或いは吟、或いは息《そく》（休む）、皆導引なり」とあります。司馬遷の『史記』にも、「音楽とは血脈を動蕩（変動）させ、精神を流通させて、心を和し正すものなり」とあります。

　音楽には、また脾胃の運化（飲食物から栄養物質を生成するのが「化」、栄養物質を全身に送るのが「運」）の機能を調整する働きがあります。古代の帝王は、食事の前、最中、後にそれぞれ異なる楽曲を楽師に演奏させました。人々の多くは王室の贅沢にすぎないと考えていますが、実は、そこには深い養生の意味があるのです。『黄帝内経』に、「脾は楽を聞き、則ち磨《ま》す」（すりつぶす）という記載があり、脾は音楽を聴くと、すりつぶす動きを始めると言っています。これは、現代医学でも証明されており、適宜な音楽は消化液の分泌を刺激し、胃腸の蠕動を促進し、消化を助け、食欲を増進し、思惟を活発化させると言われています。

音や音楽を合理的に用いるのも養生であり、音を乱用しないのも養生です。日常の生活において、我々は往々にして多くの人々との交流のなかで、嘘、戯れ言、嘲り、おどけ、隠語、妄語、虚偽の証言などに出くわします。どのような目的で発せられたにせよ、人はよく、その起こりうる結果を考えることなく、ただ目の前にある利益のために言葉を使います。しかし、言葉は、音声を使って伝えられると、聞いている者や話している者に、多かれ少なかれ影響を与えています。言葉は心の声であり、文字や、文、言論などになって、生命の情報を不断に発し続けています。よって古代の養生家は私たちに「慎独」（人のいないところでも身を慎み、道をはずれないようにすること）であれ、と忠告します。不確実なことや理解していないことを、軽々しく語ってはいけないのです。

中医五臓導引術、心身の深部の音を用いて五臓を保養する

古代現代、国内外を問わず、ほぼ全ての宗教や古い医学には、さまざまな呪語や真言があります。あるいは、人によっては、これらは迷信か宗教家のものに過ぎないと思うかもしれませんが、私たちが深くこれらの内容を理解すると、驚くことに多くの音は私たちの心身と密接な関係があり、さらには、その多くはもともと私たちの心身の深部の音であることに気付くのです。よって、「美しい天籟《てんらい》の音色は、生命の初め体内にくまなく散りばめられて存在したそのときの音である」と言った人もいます。

中医五臓導引術は、五臓の音符の唱誦と形体（身体）導引が結びついた古い養生術です。古代の養生家や医師は、音そのものが大きな作用を及ぼすだけでなく、異なった発音や音調が各臓腑に対応しており、その異なる発音や音調を利用することによって、相応する臓腑器官を調えることができることを発見しました。中医五臓導引術で唱える音は五臓から発せられた音であり、逆にその音を使って、五臓に作用させるのです。

表二　中医五臓導引術の音符と五臓の対応関係

五臓	肝	心	脾	肺	腎
五音	角 ミ	徴 ソ	宮 ド	商 レ	羽 ラ
音符	GE（グァ） WO（ウオ）	ZHEN（ヂェン） DENG（ダン）	GONG（ゴン） GUO（グオ）	SHANG（シャン） ANG（アン）	腎は閉臓を主るので、音の振動を用いるのは不適当である

五臓の「音符」は、旧説では秘伝の「呪語」、「真言」、「梵音」の範疇に属します。しかしこの「音符」は、昔の人が、弁証（情報を収集、統合、分析し、さらに分類して判断する方法）と物質を基礎として、五行と五臓のそれぞれの本性が発する「音」を韻律の形式としたものです。たとえば心臓の音は、心臓と火性が発する「笑い声」を韻律の形式にとり、その「音符」は「ZHEN（ヂェン）」と「DENG（ダン）」です。この音韻や曲調はすべて心臓から発せられ、その物質的根源が存在するので、心臓に直接達し、

単独に心臓に対して直接行う練功によって、相応の治療的効果を得ることができるのです。ですから私たちは、これらが迷信であると安易に論じてはいけないのです。

五臓の音符の初歩的な練習方法は、三段階に分かれています。第一段階は、聴きます。先生の発生する音と解釈を真剣に聴きます。第二段階は、声に出します。先生について一緒に音を発声します。このときは、まだ旋律の高低や起伏の変化はありません。第三段階は、唱誦（歌い）します。それぞれの「音符」がもつ特定の旋律によって、歌います。

このような特定の音は、この「字」を唱えればよいというのではなく、特殊な発音方法や特定の旋律があります。昔の人が、真言や密呪を、必ず口伝や以心伝心で伝える理由もここにあるのです。

二十数年前、私が初めてこれらの「音符」を学んだときは、幸運なことに、峨眉派の徐一貫、楊凱、李国章、周巣父、周懐姜など数名の先生から伝授を受けました。とりわけ、恩師楊凱先生には、親しく教授していただきました。楊先生は、楊家家伝の中医師の五代目であったことから、周潜川先生の内弟子および研究生となり、周先生が臓腑小煉形、峨眉十二荘、天罡指穴法《てんこうしけつほう》、大小丹薬、医案、養生学などをまとめるのを手伝いました。さらに、幸いなことに、楊先生は音律を解し、古代の「工尺譜《こうしゃくふ》」（音階を漢字を用いて表記した楽譜）に通暁していましたので、五臓の音符の唱誦方法や旋律を伝えることができたのです。そうでなければ、千年近く伝承してきた五臓の「音符」も、絶えてしまっていたことでしょう。

長年の臨床経験を経て、私は峨眉中医五臓導引術の口訣の旋律と、中医、養生理論を組み合わせて、

「五臓養生楽」を制作しました。それぞれの曲は、五臓の特性や五行や五音（角徴宮商羽）などの特徴を組み合わせて、オーダーメードで創作したものです。五臓導引術の練習に重要であるばかりでなく、単独にこの音楽を鑑賞しても、とてもよい養生効果が得られると思います。

肝臓養生学――『破繭《はけん》』破而後立　繭化為蝶　調肝解鬱、百毒化解

心臓養生学――『綻放《じょうほう》』紅蓮倒懸　綻放心田　寧心安神、喜悦常存

脾臓養生学――『合和《ごうわ》』合和之力　運化之功　健脾和胃　食欲倍増

肺臓養生学――『雲凝《うんぎょう》』風停雲凝　気定神斂　養肺益気　百邪不侵

腎臓養生学――『天潤《てんかん》』天一生水　潤入心間　益腎養元　腰骨強健

（破れ而《しか》して後立つ、繭は化し蝶となる、肝を調え鬱を解き、百毒を化解す。――すべてのものは、壊した後新しいものが生まれる、それは繭から蝶が生まれるように肝気が調い鬱が解かれ、さまざまな毒が取り除かれる。）

（紅蓮は倒《さか》さに懸かり、心田綻放す、心神を安寧にし、喜悦常に存す。――紅い蓮の花の蕾が頭《こうべ》を垂れ、心の田で綻《ほころ》びる、心神は安寧になり、いつも喜悦につつまれる。）

（合和《ごうわ》の力、運化の功、脾胃を健和にし、食欲倍増す。――すべてのものは一緒になって融和することによって新しいものが生まれ、運ばれていく、運化の力により脾胃は健やかになり、食欲も倍増する。）

（風停《とま》まり雲凝《こ》る、気定まり神斂《あつめ》る、気を益し肺を養い、百邪侵せず。――風が止み雲が停まる、気が定まり神が収斂する、肺を調え気が益せば、さまざまな邪気は侵入しない。）

（天一水を生み、潤心間に入る、腎を益し元を養い、腰、骨を強健にす。――天上の気が降りて水となる、水は心間に流れて心を潤す、腎を補い元気を養い、腰や骨を強健にする。）

この養生楽は、五臓導引術や二十四節気導引術などの練功のための音楽なのですが、さまざまな慢性病患者や病院、療養所などで医療用の音楽としても使えます。また忙しい仕事の合間や、喫茶店、コーヒーショップ、トレーニングジムなどで、リラックス音楽として楽しむこともできます。憂鬱さを取り除き、疲労を回復し、精神を鼓舞し、自信を強め、心を安静にし、安静からよい睡眠へと導き、情操を養い、心身をリラックスさせ、休息が得られるなど、たいへん健康によいものです。

放射線は、私たちの身体を通過し、白黒の映像で体内の感情のない器官を映し出して私たちに見せてくれます。それに対し、音の力は私たちの心に入ってきます。人類が代々用いてきた音、旋律、楽曲は私たちの喜怒哀楽を表現し、このような無形の力は、自分や他人の魂をも振るわせるのです。私たちの五臓養生楽の力は、心に入ってくるだけでなく、身体に対しても実質的な変化をもたらすことができるのです。この「音符」が、あなたが好きになる音楽として、あなたにプレゼントできる理由は、最初の躍動する音から始まって、新しい生命の体験や、今までと違った生活方式、即ち健康的で、穏やかで、環境を壊さず、持続可能な発展的な真新しい生活を、あなたにもたらすからなのです。

聴きたい曲が、必ずしも身体が本当に必要としているものであるとは限りません。自分で歌って上手でない歌が、実は五臓たちが最も好きな歌であるかもしれません。ですから、あなたは、自分の音程が悪いとか、音を外してしまうのではないかなどの心配をしないで、声を自由に出して、自分の身体に、五臓のために、真面目に、心を込めて、安らかに、自由自在に歌う、ただそれだけで充分なのです。

音楽理論篇

五音五臓に入る

五音は気を源とする

なぜ昔の人は、中医学を医道と呼んだのでしょうか。なぜ天人が相応していると言うのでしょうか。なぜ天地万物に皆霊があると言うのでしょうか。なぜ音が五臓に影響を与えるのでしょうか。これらの問題はすべて「気」と関係しています。

「気」は中国哲学の一つの概念です。昔の人は、宇宙の万物は、すべて「気」で構成され、万物のさまざまな発展、変化もすべて気の運動とその働きによって生まれるものだと考えました。

「気」は、天地万物の最も原始の物質であり、万物を形成する始祖であるとも言える存在であり、天地万物の生成、発展、変化はすべて気の運動の結果であると考えます。また、天地万物は、気の外在的な表現であり、天地の間に存在するさまざまな変化は、すべて気の原理や作用であるとも言えるのです。『太平経』には、「夫《そ》れ物、元気に於いて始まる」（元気が万物の始まりである）、「元気乃《すなわ》ち天地八方を包裹《ほうか》す、万物其《そ》の気を受けずして生まること莫《な》し」（元気は天地八方を包み、万物にその気を受けずして生まれたものなし）、「夫れ天地人、本より元気と同一なり」（天地人万物はすべて元なる気によって構成されているので同一である）とあります。

宇宙自然の中の一員である人間も、気の集散が表出したものであり、『荘子』外篇知北遊の中に、「人の生命は気が集まったものである。気が集まれば生まれ、散ずれば死となる。もし人の生死が気の集合離散と同類であれば、我々は生死の問題に苦しむことはない。万物は天地の一気によって形づくられ、根源は一つなのである。人は己れの美《よ》しとして好むものを神奇とし、己れの醜《い》しとして悪《にく》むものを臭腐とするが、共に気の変化によって生まれたものでありその区別は絶対不変ではない。よって天下の一気に通じているというのである」（人の生は気の聚《あつ》まれるなり。聚まれば則ち生と為り、散ずれば則《すなわ》ち死と為る。若《も》し死生を徒《と》と為せば、吾又何をか患《うれ》えんや。故に万物は一《いつ》なり。是《こ》れ其の美とする所の者は神奇と為し、其の悪《にく》む所のものは臭腐と為すも、臭腐は復《また》化して神奇と為り、神奇は復化して臭腐と為る。故に曰く、天下の一気に通ずるのみ）とあります。

気は、人間やその他の生命体の命の根源です。人類の生命活動は、身体の活動であれ精神の活動であれ、すべて気の運動変化（気機＝昇、降、開、合の四つの形態がある）により生まれ、影響を受けているのです。よって、人間は、簡単な肢体運動から複雑な精神活動にいたるまで、すべて気と気の運動変化を体現しているのだとも言えます。宇宙の万物はすべて気によって構成され、人間の生命活動やさまざまな現象も必ず天地自然と呼応し、その影響を受けているのです。

人類、動物ひいてはすべての生命体は、気の状態が間断なく発生変化しています。気の状態が変化していれば、一定量の振動が形成され、振動があれば一定の音波が生まれます。私たちに聞こえるか否かにかかわらず、生命体はすべて音を発する機能を有しているのです。音を発しているのであれば、規律に従っています。この規律が、前述した「五音」であるので、「五音」の源は気であると言うのです。

生命の三つの側面

古い言葉に、「天には日（太陽）、月、星の三宝あり、地には水、火、風の三宝あり、人には精（形）、気、神の三宝あり」とあります。

精、気、神は人間の生命の三大要素であり、また昔の人の生命に対する認識の三つの側面でもあります。中国の文化の精華と言われるものには、「気」の認識やその応用を源としないものはありません。たとえば、中医学、中薬（漢方薬）、鍼灸、推拿、武術、養生、書道、茶道、中国絵画など、すべてこの理論の影響を大きく受けているのです。

三宝の中でいう「精」とは、集まって「有形」となった気です。現代科学でいう「物質」に類似しています。「気」は遊離状態を指し、有形と無形の中間の一種の微小物質です。現代科学でいう「エネルギー」に類似しています。「神」とは「無形」の気の凝集状態とその働きです。現代科学でいう「情報」に類似しています。

人間において、「形」とは簡単に言えば私たちの目に見える身体、組織、器官などであり、「気」を運ぶものです。「神」とは私たちの目に見えない精神、意識、思惟活動や内在する一種の凝集力なのです。そして「気」は、「形」と「神」の間の絆であり、架け橋のように結び付ける存在なのです。もし「気」が無くなれば肉体は死に、また心もその活動を始めることができません。ですから、「気」とは、生命そのものであると言えるのです。中国では、たった今亡くなった人を、「没気了」（気が無くなった）あるいは「断気」（気が断たれた）と表現します。

「形」は「気」を通して「神」に影響を与え、また「神」は「気」を通して「形」を支配し、「気」は集まって「形」となり、「神」のために用いられるのです。

この三者が有機的な全体を形成しています。よって人間の生命は、精（形）、気、神の三位一体なのです。まさに『淮南子《えなんじ》』の中にある「夫れ形は生の舎なり、気は生の充なり、神は生の制なり」（生命が居するのが形〈肉体〉で、生命の内に充満するのが気〈気血〉であり、生命を主宰するのが神〈精神〉である）という言葉どおりなのです。

❶

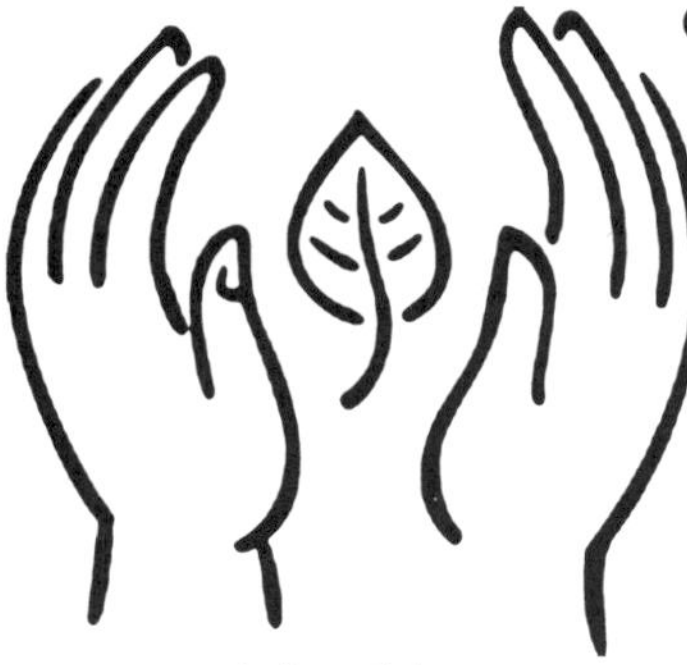

生命の喩え

上記のことから、「気」には広義と狭義の二つの分類があることが理解できます。「広義の気」とは、「形」も「神」も、「有形」も「無形」も、その全てを含んでいます。「狭義の気」とは、たとえば、中医学でよく言われる「気」のことで、遊離状態で、有形と無形の中間的な存在です。この広義と狭義の「気」の概念を混同して明確な区別ができていないことが、「気」の概念に混乱をきたした主な原因なのです。

伝統文化の中の気は、一種の特殊な物質、エネルギー、情報で、それは物質世界と一致するだけでなく、また精神世界とも通ずるものでもあります。たとえば、左手を我々の肉体だとし、右手を我々の心だとすれば、生命は両手を打ち合わせたときに発生するはっきりと響く音です。この音は、左手でも右手でもなく、両手を単純に足したものでもありません。両手がそれぞれ独立して存在しているとき、音は発生しません。よって、生命は肉体と心の共同作業の結果として生まれ、「気」とは生命が、無から有になる驚くべき過程の唯一の条件なのです。

生命の五大システム

中医学は、複雑な生命と宇宙のテーマを、高度に全体としてとらえ法則化した学問分野です。用いているのは統一した、シンプルで、人と自然を結合した方法、弁証的方法で、機能的性質の特徴を主とし、天地万物や人体を「五大システム」に帰納させたもの、これが五臓のシステムです。

ここで説明しておきたいのは、伝統医学の臓腑の概念は、現代医学の臓腑の概念とは違うということです。伝統医学の臓腑の概念は、器官そのものも含まれますが、機能性やシステムに重きを置きます。たとえば伝統医学の肝は、肝臓だけでなく、胆、目、身体の両側、全身の筋（筋肉、筋膜、靭帯《じんたい》など）、全身の血液の分配や調整能力、肝経、胆経、さらには怒り、かんしゃくなども含まれます。ここから、伝統医学でいう肝は形（形体、人体）だけでなく、「肝気」や「肝神」まで含むことが理解できます。

中医学は、人の複雑な生命を、五臓のシステムに帰納させています。即ち肝、心、脾、肺、腎のこ

天地自然界								五行	五臓	人体生命システム							
運化	候功	五季	五方	気味	五音	五味	五色			六腑	五官	形体	津液	気化	情志	神志	五声
生	風	春	東	臊	角	酸	青	木	肝	胆	目	筋	泪	昇	怒	魂	呼
長	暑	夏	南	焦	徴	苦	赤	火	心	小腸	舌	脈	汗	開	喜	神	笑
化	湿	長夏	中	香	宮	甘	黄	土	脾	胃	口	肉	涎	蘊	思	意	歌
収	燥	秋	西	腥	商	辛	白	金	肺	大腸	鼻	皮毛	涕	合	悲	魄	哭
蔵	寒	冬	北	腐	羽	咸	黒	水	腎	膀胱	耳	骨	唾	降	恐	志	呻

表３　五行、五臓と天地自然界、人体生命システム対応表

の五臓のシステムは、中国の古い「五行」の文化と結びつき、伝統医学の複雑で膨大な、また内容の深い「蔵象学説」を構成しています。そこでは、人体を「五臓」を中心とする全体としてとらえ、身体、器官などは、経脈の関係から、それぞれの五臓に分けて帰属させます。そして五臓の気がくまなく流れると、人は無病で健康になると考えます。ですから、養生や保健、病気を取り除き身体を強くするのにも、あるいは医師が処方したり、鍼灸按蹻《あんきょう》の弁証的治療施術を行うときも、五臓から始め、五行の特性と結び付けた臓腑の機能を根拠に、どの臓腑に帰属させるかを決定します。この五臓のシステムの学説もまた、中医学が、古くからある五行学説を具体的に応用、体現したものであると言えます。

五臓の音符は単音ではない

近年、中医学の五音と五臓の関係の研究が、ますます注目されるようになり、たくさんの五行音楽に関係した創作や出版が行われています。そこには、五行と五臓の関係を通して、間接的に五臓の機能を調整する作用が働いています。多くの人は、いわゆる「五音五臓に入る」ということは、五つの音、あるいは五つの音符を用いて、直接五臓に作用させることだと考えています。しかし、古代からの伝承に基づけば、けっしてそのような簡単なものではないのです。

中医学の専門家が、文献の研究を通じて、『黄帝内経』の中の五音と五臓の関係は、歴代の注釈家もすべて明確には説明できていないことを発見しました。そして彼らは、古代の楽律学の文献や近代楽理学の研究を通して、『黄帝内経』でいう五音は、単音ではなく、ある種の旋律であるという理解に到りました。まさに、昔の人が「声が文と成る、之を音と謂《い》う」（文字が繋がって文と成るように、音が繋がって旋律となる[訳注]）という言葉のとおり、ある旋律を基礎として、それが楽節、楽章、楽曲になったとき、ある種の特定の感情に働きかけることができるのです。

このような認識は、中医五臓導引術の伝承とも一致しています。吟唱する中で、特定の「音符」だけでなく、独特な旋律があるので、五臓を按摩（刺激）し、五臓を健康にする働きが生まれるのです。

訳注：中国語の「声」は日本語の「音」、中国語の「音」は「旋律」という意味です。

五臓音訣と六字気訣の違い

六字訣（またの名を六字気訣と言います）は、嘘（xū）、呵（hē）、呼（hū）、呬（sī）、吹（chuī）、嘻（xī）の六種の独特な吐く息の方法と、それに呼応する簡単な身体の動作と思い（意識）を補助的に用い、肝、心、脾、肺、腎、三焦ないし全身の気の運動変化を調え、心理（精神）を調節し、臓腑を強くし、筋肉や腱などを柔軟にするなど、健康な身体を作り、養生リハビリを目的として行うものです。簡単に学べて、効果も顕著で、独特の風格をもつこの伝統的な健康法は、民間に広く普及し、多くの人々にたいへん好まれています。

六字訣は、発声の方法を用いてはいますが、しかし発声が六字訣の重点ではありません。六字訣の最も重要なことは、呼吸を通して調整や鍛錬を行うことであり、五臓導引術のように「音符」（旋律）を唱誦するのとは、振動の原理が違うのです。簡単に言えば、六字訣は呼吸の方法で、気訣を用いています。五臓導引術は、発声、「音符」を用いる方法です。六字訣では、口の形で気の流れをコントロールすることが強調されますが、五臓導引術は、発声して臓腑を振動させることが重要なのです。六字訣の発声には、音の高低や起伏による旋律やリズムの変化はありませんが、五臓導引術の発声には、旋律やリズムの変化があります。この二者は、はっきりと区別しなくてはなりません。六字訣を、発声を目的とした練習であると捉えたり、さらには六字訣が直接中医学の「五音五臓に入る」という理論に対応していると理解している人がいますが、それでは、本義が失われ、その誤りは後々さらに大きくなってしまいます。

私が各地で、「健身気功・六字訣」を教えるときに、よく話す内容の一部を、以下に紹介しますので、参考にして下さい。

健身気功・六字訣は現在国家体育総局が大々的に普及を行っている健身気功法です。また国家体育総局が、正式に展開している第六二項体育運動項目でもあります。これは、国家体育総局が組織した専門家や学者たちが、伝統的な六字訣を発掘し整理し、さらに関係する現代科学理論や方法を用いて編成したもので、功法は簡単で学びやすく、安全で有効です。現在中国国内では、一〇〇万人余り(二〇一〇年現在)の練功者がいます。また世界三〇カ国や地域へも普及し、練功者にたいへん好まれています。筆者は健身気功・六字訣のテーマのグループの主な責任者であり、功法の主要作成者でもあり、書籍やＤＶＤで講義をしたり模範動作を行い、全国の各省市や、国外の多くの国に行って健身気功・六字訣の普及、指導を行っています。

音を発声する口の形や息の使い方が、健身気功・六字訣の独特の練習方法です。またそれが、健身気功・六字訣の核心であり、重点であり難しいところでもあります。健身気功・六字訣は正しい音を出すことによって、まず口の形を正しくするという目的を達成しようとするものです。そして正しい口の形は、息の出入り、即ち息の太さ、大小、部位の違いなどをコントロールするためにあるのです。

それは相応して調整する臓腑の部位の気の運動変化の状態が違うことによっているのです。これが、健身気功・六字訣を練習する方法とその順序であり、同時にまた健身気功・六字訣を学ぶ目的と求める効果でもあります。ですからしっかりと練功し、細やかに体感しなければなりません。

前奏篇

姿勢、手の形、呼吸

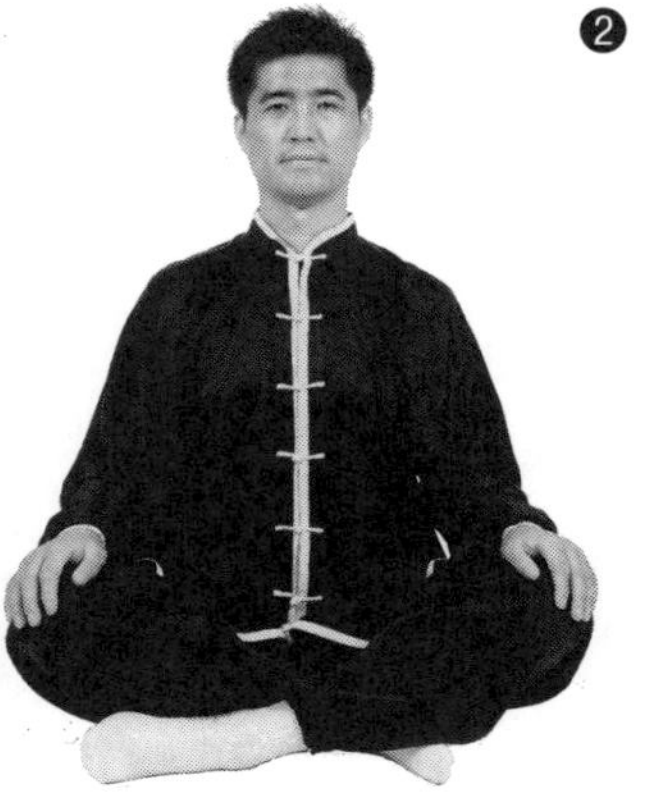

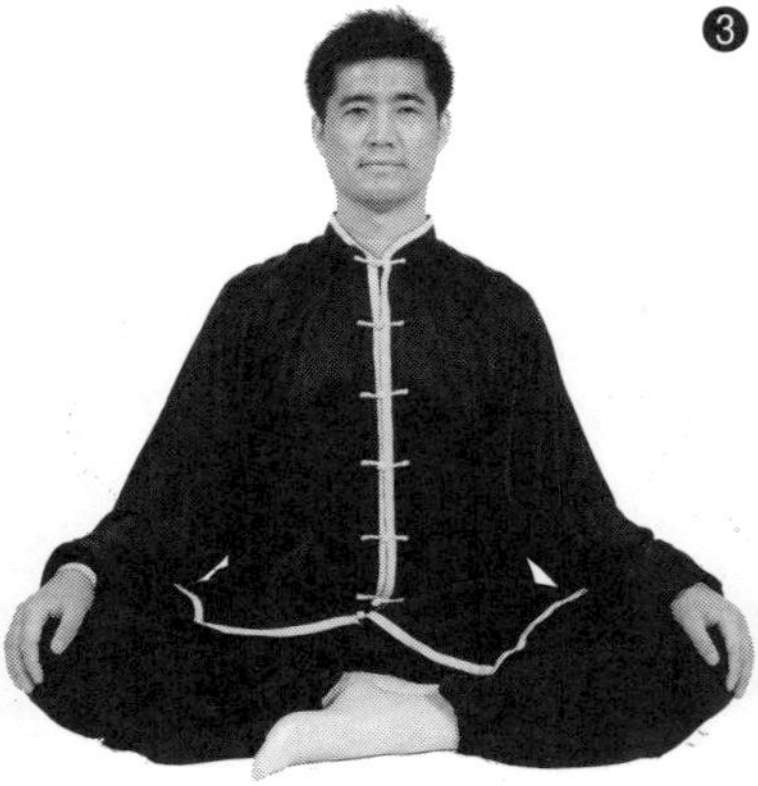

五臓導引術に用いる姿勢

1 結身印

(1) 盤坐式《ばんざしき》

盤坐式は足を組んで座ることで、全身の気が自然に収斂し、気を養うことや入定のいずれにも有利です。足を組んで静坐する前に、まず特製の坐器（木製の台座）を用意します。坐器は約二、三尺（約六〇～九〇センチ）四方の方形にし、前部を三寸（約九センチ）、後部を五寸（約一五センチ）にし、前を低く後ろを高くゆるやかな傾斜があるようにします。この坐器の上に薄いマットを敷きます。もし特製の坐器がなければ、硬いベッドの上でもかまいませんが、柔らかいソファーやスプリングのあるベッドに座ってはいけません。

①自然盤坐式（図2）

姿勢を正し、両下腿を交差して座ります。左脚を外、右脚

❹

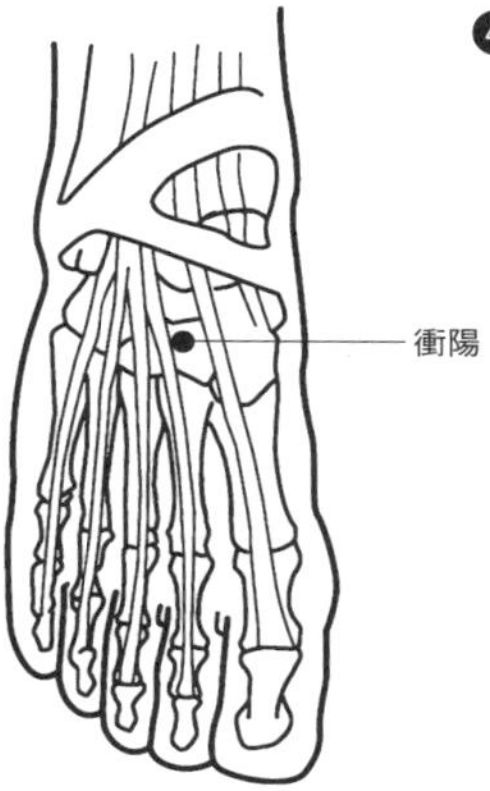

❺

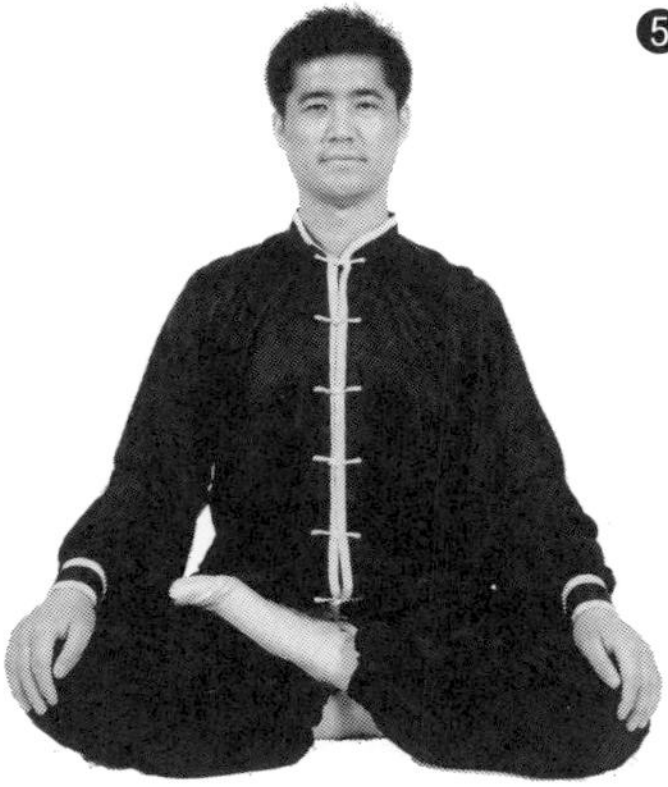

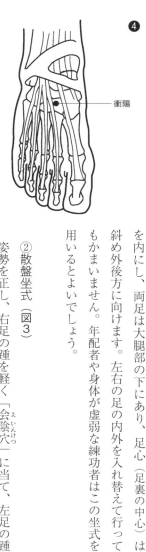

を内にし、両足は大腿部の下にあり、足心（足裏の中心）は斜め外後方に向けます。左右の足の内外を入れ替えて行ってもかまいません。年配者や身体が虚弱な練功者はこの坐式を用いるとよいでしょう。

②散盤坐式（図3）

姿勢を正し、右足の踵を軽く「会陰穴《えいんけつ》」に当て、左足の踵を軽く右足の甲の「衝陽穴《しょうようけつ》」に当てます（図4）。両脚をゆるめ、脚、足部は外側が敷物に当たるように平らにします。左右の足の内外を入れ替えて行ってもかまいません。盤坐の基礎がない練功者は、この散盤坐を用いると疲れすぎることがありません。

③単盤坐式（半跏趺坐《はんかふざ》）（図5）

姿勢を正し、右足の踵を軽く「会陰穴」に当て、左脚は右大腿部の付け根近くに置きます。このとき足心は上に向き、両脚は平らにします。脚を左右組み換えて行ってもかまいま

❻

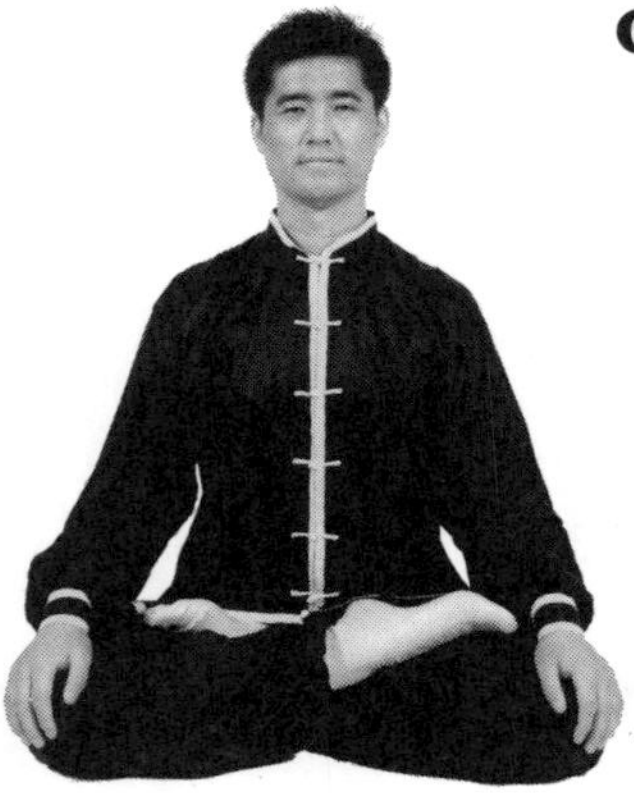

せん。この坐式の難易度は程よく、動作の要求も満たしているので、練功中に疲労を感じない人は、誰でもこの坐式を用いることができます。単盤坐式は双盤坐式の基礎でもあります。

④双盤坐式（結跏趺坐《けっかふざ》）（図6）

姿勢を正し、左足を右大腿部の付け根近くに置き、足心を上に向けます。次に右足を曲げて左大腿部の付け根近くに置き、足心を上に向けます。両脚は平らにします。脚を左右組み換えて行ってもかまいません。双盤坐を行うとき、両膝と尾閭《びりょ(ろ)》の三点で等辺三角形ができ、この三角形が全身を支えているので、盤坐姿勢が安定しており、坐中のさまざまな「動触」（練功中に身体に生じるさまざまな感覚）を防ぐことができます。また盤坐が上達し、二、三時間またはさらに長い時間座ることがあっても、脚が痺れたり、痛くなったりすることがないので、この盤坐には、安心して長く座ることができるという利点があります。身体の柔軟性、しなやかさが高い練功者は、この坐式を用いるとよいでしょう。身、心、気全体の角度から考えると、もし静坐を深め、禅定に入りたいのであれば、やはりできるだけ双盤坐を学んで用いるべきです。しかし段階を追って進めていかなければなりません。

注意すべきことは、脚を組んで静坐を行うときは、脚部の気血の流れが遅くなっており、風寒など外部の邪気が侵入しやすくなります。ですから寒いときは、毛布で両脚を覆い、暑いときでも薄い掛けもので両脚を覆う必要があります。

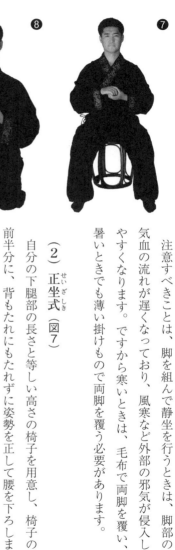

❼

❽

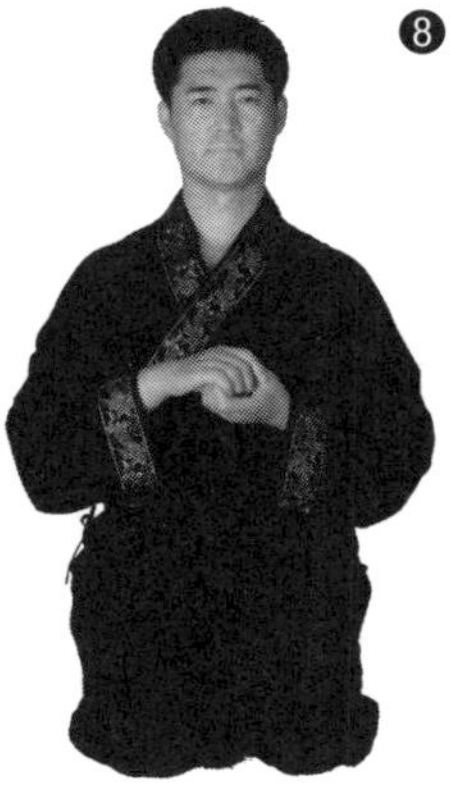

(2) 正《せい》坐《ざ》式《しき》（図7）

自分の下腿部の長さと等しい高さの椅子を用意し、椅子の前半分に、背もたれにもたれずに姿勢を正して腰を下ろします。両足は肩幅と同じくらいに開き、爪先をまっすぐ前にし、足底を平らにして床をしっかりと踏みます。上体と大腿部、大腿部と下腿のそれぞれに約九〇度の角度をとります。

オフィスワーカーは、この方法を用いて、忙しい中のちょっとした時間にでも身体を鍛錬することができます。また、他の坐式より安定しています。高血圧、心疾患、脳血管疾患の人は、この方法を用いるとよいでしょう。

(3) 跪《き》坐《ざ》式《しき》（図8）

両脚を曲げ跪《ひざまず》く姿勢です。両膝を寄せて、両足の親指を重ね、踵は少し外に向け、足の甲を床に着け、足心を上に向け、両足の踵とその内側に臀部が乗ります。身体をまっすぐにし、上体を床面に対して九〇度にします。

この坐法は、比較的マスターしやすいので、盤坐ができない人は、この坐法を用いることよいでしょう。しかし、膝関節に疾患がある人は、できればこの姿勢は、用いないほうがよいでしょう。

(4) 平肩襠式《へいけんとうしき》(図9)

両足を肩幅と同じ歩幅で開き、両足を平行にし、両膝をほんの少し曲げて、ゆったり静かに立ちます。頭正頂懸《とうせいちょうけん》(六二～六三頁の基本姿勢の項で説明)し、背筋を伸ばし、両腕は身体の横側に自然に垂らします。口を閉じ歯を合わせ、舌先を平らにし上顎に軽くつけます。目は水平に前方に向けます。周囲を見渡したり、意識を散らしたり乱したりしてはいけません。鼻で吸って、鼻で吐き、自然に呼吸します。安静にして、全身を放鬆《ほうしょう》(余分な力を抜く。脱力することではない)します。

❾

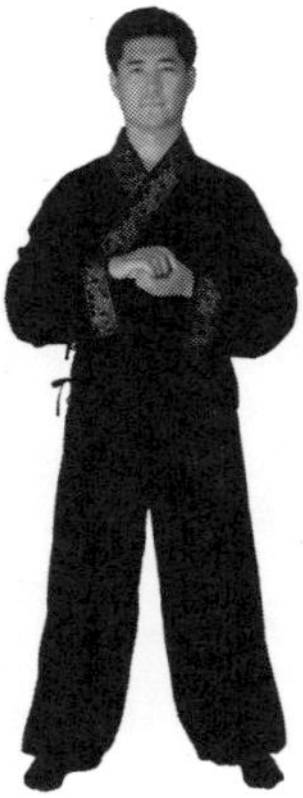

練功をするとき、両膝をわずかに曲げて、自然な放鬆の状態を保ち、過分な緊張または湾曲があってはいけません。両脚がまっすぐに伸びてしまっていなければよく、膝関節がスムーズに動く状態を保ち、終始「伸展の中の放鬆」の境地を体感します。このように行うことによって、全身の重量が、膝関節を通って両足、大地へと伝わっていきます。このよう

にして始めて、全身の気血の循環に有利になり、また長時間立っていても疲れを感じません。

この方法は、少し運動量があるので、気をつけて行い、少しずつ進めていってください。年配者は、慎重に行ってください。

（5）弓箭襠式《きゅうせんとうしき》（図10）

片足を一歩前に踏み出します。両足の歩幅は、足のサイズの三倍にとります。前の脚は、膝を曲げて弓の形にし、後ろの脚は膝をまっすぐに伸ばします。爪先は、やや内に入れ、両足の足底全体を床に着けます。

弓箭襠は、武術の弓歩のことであり、この歩法は、前の脚の膝を曲げて「弓」のようにし、後ろの脚は、膝をまっすぐ伸ばすので「箭《や》」のようになります。そこで「弓箭襠」と名付けられたのです。また、登山の姿勢に似ていることから「登山勢」とも呼ばれます。左脚が前にあれば、左弓箭襠、右脚が前にあれば、右弓箭襠です。弓歩にしたとき、膝が爪先より前に出てはいけません。大腿部は水平より低くしてはいけません。後ろの脚は膝をまっすぐに伸ばし、足底全体を床に着けます。

⑩

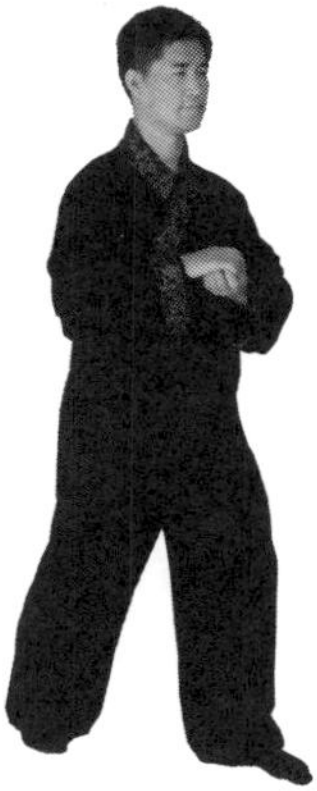

この方法は、運動量が、さらに大きくなるので、一般人の使用には不向きです。

⑪

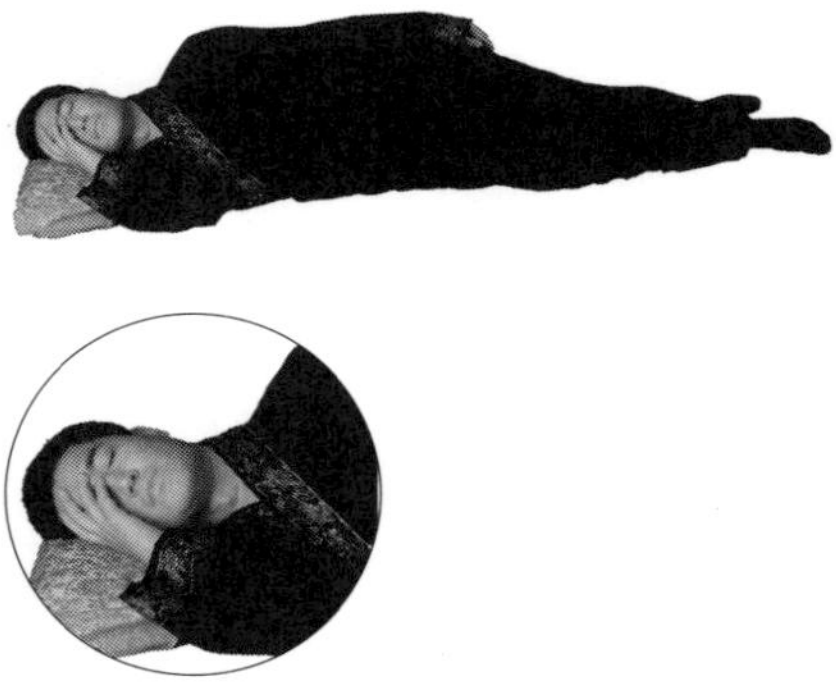

（6）臥式《がしき》

臥式には多くの形式があります。ここでは、「亀息式《きそく》」（図11）という臥式の一つを紹介します。

右側臥式を例にとって説明します。右手の親指を右耳たぶの陥凹部に置き、人差し指と中指は右の太陽穴に当てます。薬指は眉間の中心「印堂《いんどう》」に当て、小指は鼻の付け根の「山根」に当てます。右手の虎口（親指の付け根の内側）を右の頬骨に沿わせて、右肘は、上腕を曲げて右胸肋部の横にきます。頭は右側頭部を枕に当てて、眠る姿勢をとります。

左脚は少し曲げ、自然に右脚の上におきます。右脚は下になり、膝を弓のように曲げます。また右足の甲の衝陽穴を、左脚の委中穴（膝の後ろ、横紋《おうもん》の中央）（図12）に引っ掛けるように当てます。当てる部位は、承山穴（ふくらはぎの筋肉の隆起した部分の下端の陥凹部）（図12）や絶骨穴《ぜっこつけつ》（懸鐘穴、外踝《くるぶし》の頂点からまっすぐ上に三寸〈約九センチ〉、腓骨《ひこつ》の後ろの縁）、または左足の踵の上でもかまいません。左手掌心（手のひら）を下にし、左の股関節の環跳穴《かんちょうけつ》（股関節横紋の下端、大転子の前上方陥凹部）に置きます。肘関節は少し曲げて、左側の胸脇《きょうきょう》部に着けて、両眼を軽く閉じて、自然呼吸を行い、全身を放鬆すると、心地よくなります。

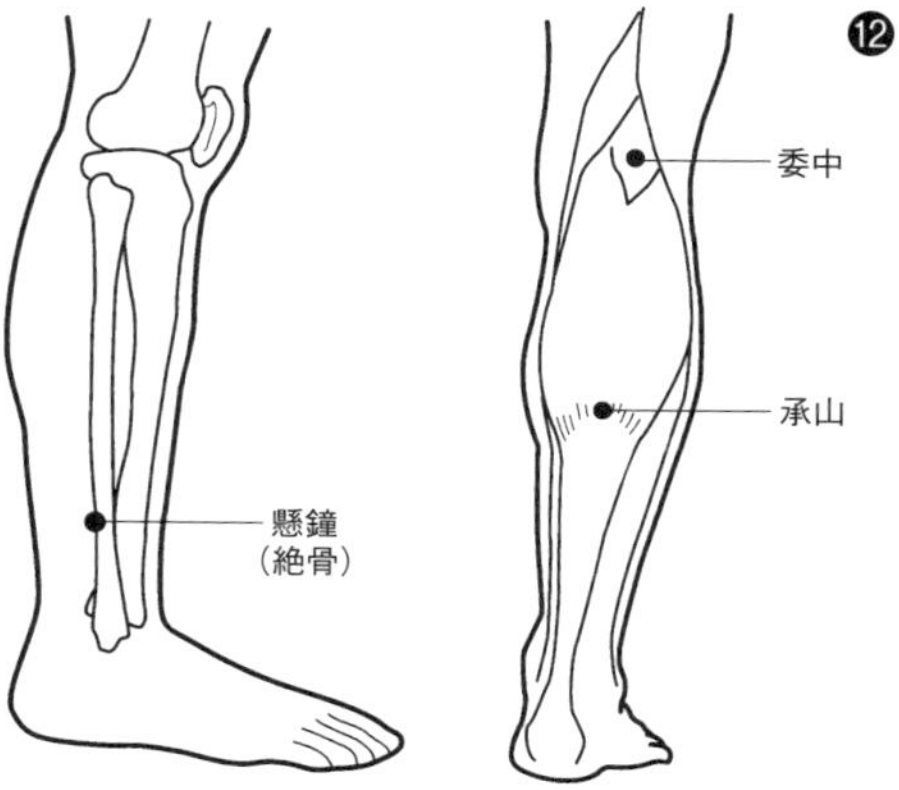

もし、身体の向きを変えたかったら、身体の右側を下にしていたのを左下にしてもかまいません。要領は右側が下のときと同じです。左右どちらでもよく、また左右交互に行ってもかまいません。気血が不足している人、年配者で元気がない人はこの方法を多く用いると、元気が養われます。

(7) 行式《ぎょうしき》

行式も種類が多く、五臓導引術を練功するときは自由に歩く姿を用います。呼吸や唱誦、意識の集中に影響しなければよく、歩幅や歩く速さは、自分で把握して行って下さい。

「動、則ち陽生ず」（動くことによって陽を生む）です。寒がりで手足が冷たい人、陽気が不足している人、気血の流れが滞っている人、流れがよくない人は、この行式を多く用いると、陽気の発生を助け、経絡の流れを改善する効果が期待できます。

2 結手印《けっしゅいん》

中医五臓導引術では、臓腑ごとに特定の手の形、即ち手印を用います。手印は、また、印、手訣、印相、契印、密印などとも呼ばれます。宗教の修道儀式や練功者が坐功を行うときに用いる手印は、その手印の違いによって内包される意味や解釈、また働きや目的が違っています。

では、中医学では、手印をどのように考えるのでしょう。

中国の伝統的な経絡、気化などの理論では、手の三陰（手の太陰肺経、手の厥陰心包経、手の少陰心経）と手の三陽（手の陽明大腸経、手の少陽三焦経、手の太陽小腸経）の気脈の流れは、すべて手の十指の指先「井穴《せいけつ》」から出入りし循環していると考えられています。ですから、練功中に、両手の「結印」を違う形にすると、体内の経絡気脈の流れを、さらにコントロールすることができるのです。盤坐で坐功をすることも、実は同じような働きがあります。古代では、盤坐や特定の動作も「結身印」と呼びましたが、それは同じ道理なのです。このように、手印には、実はたいへん深い内景（体感する体内の気血の流れ）理論や生理作用があるのです。ですから、封建的な迷信だと論じてしまってはいけないのです。

関連知識：五兪穴《ごゆけつ》

十二経脈上にあり、四肢の肘、膝関節よりも末端にある経穴で、井《せい》、滎《えい》、兪《ゆ》、経《けい》、合《ごう》の五穴を合わせたものを五兪（輸）穴と言います。これらは、経気の流れの「小」から「大」、「浅」から「深」への過程を表すものです。

井穴—その多くは、手足の先端に位置し、水源に喩えることができます。経気が出る部位です。

滎穴―その多くは、手の指や足の指の関節の前にあり、経気が流れる部位です。このとき水流は小さく、まだ大きな流れにはなっていません。

兪穴―その多くは、手の指や足の指の関節の後ろにあり、経気が徐々に多くなって、浸み込み始める部位です。

経穴―その多くは、手関節、足関節から上で、水流が大きくなり、滞りなく流れる水に喩えられます。経気が最も盛んな部位です。

合穴―その多くは、肘や膝関節の辺りで、川の水が湖や海に入るように、経気は、ここから深く入っていき、臓腑で合流します。

五兪穴と五行の相互の関係から言えば、陰経の井穴は木に属し、陽経の井穴は金に属します。

表四　五兪穴と五行の相互の関係

	井	滎	兪	経	合
陰経	木	火	土	金	水
陽経	金	水	木	火	土

峨眉丹医の伝承や経絡学説理論では、五指、五臓、五行の配属関係は、次表のとおりです。

表五　五指、五臓、五行図

五指	経絡→五臓	五行	五色
母指	手の太陰肺経→肺	金	白
示指（人差し指）	手の陽明大腸経→足の陽明胃経→脾	土	黄
中指	手の厥陰心包経→心	火	赤・紅
環指（薬指）	手の少陽三焦経→足の少陽胆経→肝	木	青
小指	手の少陰心経→足の少陰腎経→腎	水	黒

母指は太陰肺経に属しますから、母指は肺に属します。五行では金に、色は白に属します。肺は呼吸を主《つかさど》りますから、身体全体の気を主ります。よって、五指の中では、母指が最もよく動き、力があるのです。

中指は手の厥陰心包経に属し、心包経は心の「本臓」に属しますから、心に代わって働きます。よって中指は「心」に属し、五行では火、色は赤に属します。また心は「神」を主りますから、五指の中では、中指が最も敏感です。よって、峨眉丹道中医学の内功推拿《すいな》では、中指の手法を通天勁《つうてんけい》、離経勁《りきょうけい》と呼び、導引、按摩、病気治療、保健に用いられるだけでなく、その敏感さを利用して脈診にも用いられます。

経絡学説の理論では、五臓の中の肝、脾、腎の三臓の経絡は足部を巡っており、手にはきていないとします。ではこの三臓と指はどのように繋がり帰属するのでしょうか。

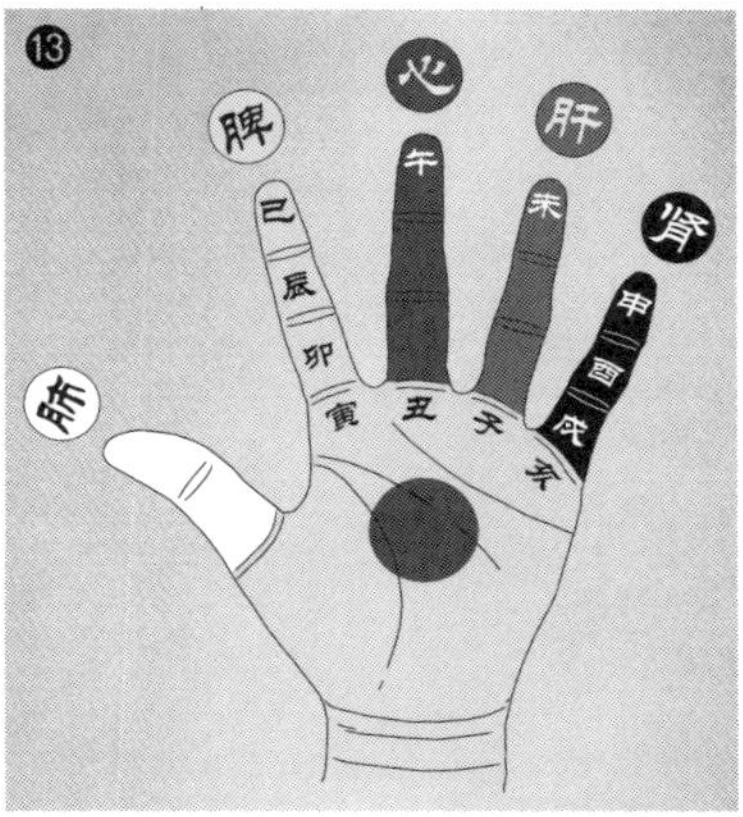

峨眉丹医五指五臓五行図

峨眉丹医内景経絡理論では、人体の手部の経絡は、全て足部の経絡に帰属すると考えます（表五、図13）。

小指は、手の少陰心経が巡る部位であり、これが同じ少陰の足の少陰腎経の管轄下に入るので、小指は「腎」に属すと考えます。五行では水に、色は黒に属します。

環指（薬指）は、手の少陽三焦経が巡る部位であり、これが同じ少陽の足の少陽胆経の管轄下に入り、胆は表裏関係で肝に属するので、環指は「肝」に属します。五行では木、色は青に属します。

示指（人差し指）は、手の陽明大腸経が巡る部位であり、これが同じ陽明の足の陽明胃経の管轄に入ります。胃は表裏関係から脾に属します。よって示指は「脾」に、五行では土、色は黄に属します。

五行導引術の基本の姿勢

1 頭正頂懸《とうせいちょうけん》

方法：顎をわずかに引いて喉仏の方向に押さえるようにし、頭をまっすぐにし、首を伸ばし、百会《ひゃくえ》穴《けつ》をわずかに上に持ち上げます。

ポイント：自然に顎を引き、頭はまっすぐにし、頭を下げたり顔を上げたりしてはいけません。

説明：顎をわずかに引いて、頭をまっすぐにし、首を伸ばすと、両耳に自発的にわずかに上に持ち上げるような力が働いているような感覚があります。このとき、また頭頂部にわずかに上に持ち上げられているような、吊り下げられているような感覚があります。そのなかでもとくに「百会穴」にその感覚が得やすいので、昔の人は、「提耳根勁《ていじこんけい》」、「虚霊頂勁《きょれいちょうけい》」、「虚領頂勁《きょりょうちょうけい》」「百会上頂《ひゃくえじょうちょう》」などと呼びました。こうすることによって頸椎と脊柱を自然に伸ばし，不必要な緊張をなくし、任脈と督脈の気脈の交わりや運行が促進されます。また頭をまっすぐにし、軽虚（軽い感じ）にすることによって頭部の歪みを無くすこともできます。

百会穴は、督脈の経穴で、頭頂中央に位置し、両耳の尖ったところを結んだ線を折半するところに取穴します。人体の最も高い頂点に当たるところであり、「三陽五会」とも呼ばれ、厥陰の気が上り三陽と会い、また陽維脈、陰維脈が会うところでもあります。多くの経気がここに集まるので「百会」と言われたのです。内景の功夫（体内の気の流れを体感する方法とその能力）の修練や導引でもたいへん重要なところであり、このツボを軽視してはいけません。

2　竪脊正身《じゅせきせいしん》

方法：「頭正頂懸」を行った後、脊柱全体を、わずかに上へ引き上げると、脊柱がまっすぐになり、身体は中正が保たれます。

ポイント：脊柱をまっすぐにし、背中が丸くなったり腰が曲がったり、前後に傾いたり、左右に傾いてはいけません。まっすぐにすると同時に、放鬆を保ち、過度の緊張があってはいけません。このようにすると気血の流れがよくなり、長く座っても疲れません。

説明：脊柱をまっすぐにする基準は、仮に髪の生え際から指四本分上にいった頭頂から垂直に線を垂らしたとすると、この一直線上にちょうど喉、心（胸の中心）、丹田、会陰穴がくるようにします。脊柱全体は伸展させながらその中に放鬆があり、脊柱の一つ一つの椎骨は自然に重なってまっすぐになり、適度な放鬆と緊張があります。宝塔のようでもあるので、口訣にも「腰《よう》鬆《しょう》脊《せき》竪《じゅ》若《じゃく》塔《とう》椿《とう》」と記されています。

3　握《あく》手《しゅ》結《けつ》印《いん》

盤坐を行うとき、さまざまな手の握り方があり、これを「結手印」と言います。「内景功夫」の経絡理論では、手の三陰（太陰、厥陰、少陰）と手の三陽（陽明、少陽、太陽）の気脈の流れは、すべて手の十指の指先「井穴」から出入りし循環していると考えられています。また手の三本の陰経、三本の陽経の気脈は足部の対応する経脈を統括しています。よって静坐を行うときに、盤坐をして手印を結ぶのは、全身の気脈の経絡に沿った流れをコントロールすることを目的としており、生理的、物質的変化をもたらすなどの深い意味があるのです。以下に最もよく使われる握手結印法を紹介します。

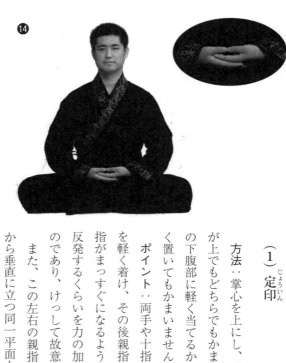

（1）定印《じょういん》

方法：掌心を上にし、両手を重ねます。左手が上でも右手が上でもどちらでもかまいません。両手の小指側を臍下四指の下腹部に軽く当てるか、または組んだ脚の大腿部の上に軽く置いてもかまいません（図14）。

ポイント：両手や十指は自然に伸ばし、左右の親指の指先を軽く着け、その後親指をやや掌心に向けて内に入れ、両親指がまっすぐになるようにし、自然に生まれた内勁が互いに反発するくらいを力の加減とします。内勁は自然に発生するのであり、けっして故意に力を用いてはいけません。

また、この左右の親指と重ねた左右の人差し指とが、水平から垂直に立つ同一平面上にあるようにすることが大切です。

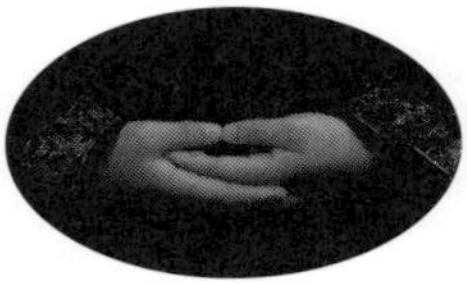
⓮

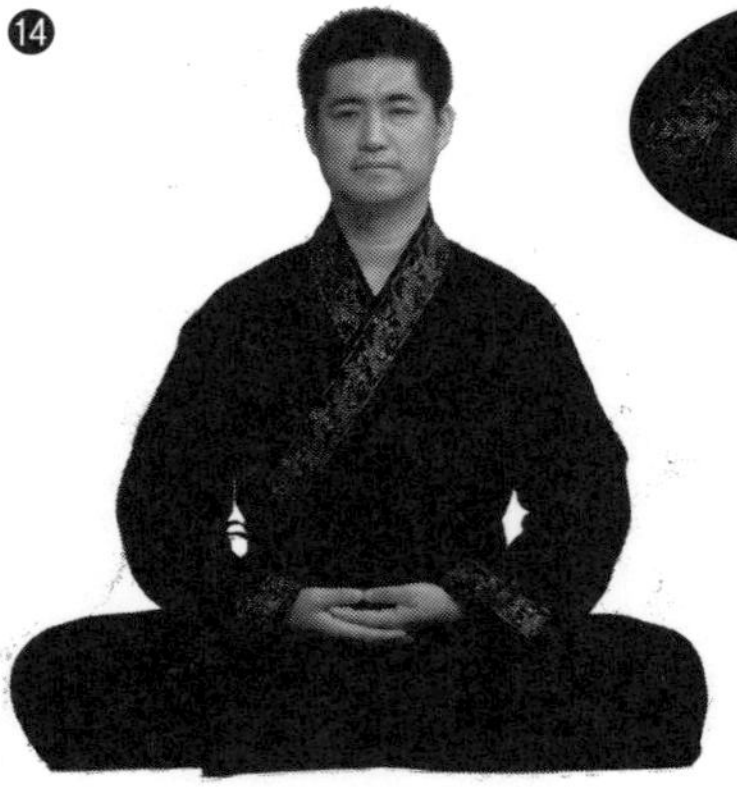

適用範囲：①気虚者：主な症状は、喋る気力もない、息苦しさ、息切れ、動くとすぐ汗が出る、精神的な疲れによる無気力、疲労しやすいなど。

②陽虚者：主な症状は「気虚」の症状に加えて、寒がり、手足の冷え、食欲不振、欠伸《あくび》が多い、眠気、記憶力減退、風邪をひきやすいなど。

（2）太極印《たいきょくいん》

方法：両手の虎口を重ねて握り、右手の親指は左手の掌心の「労宮穴」に着け、それ以外の四指は左手の甲を握り、両掌心を内に向け臍下四指の下腹部に軽く当てるか、または組んだ脚の大腿部の上に軽く置きます（図15）。

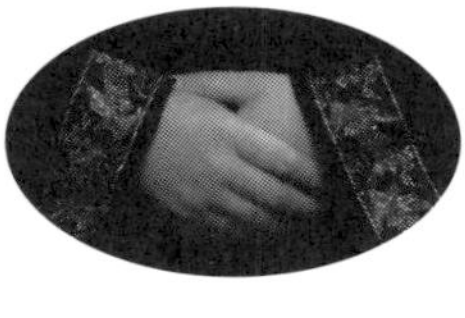

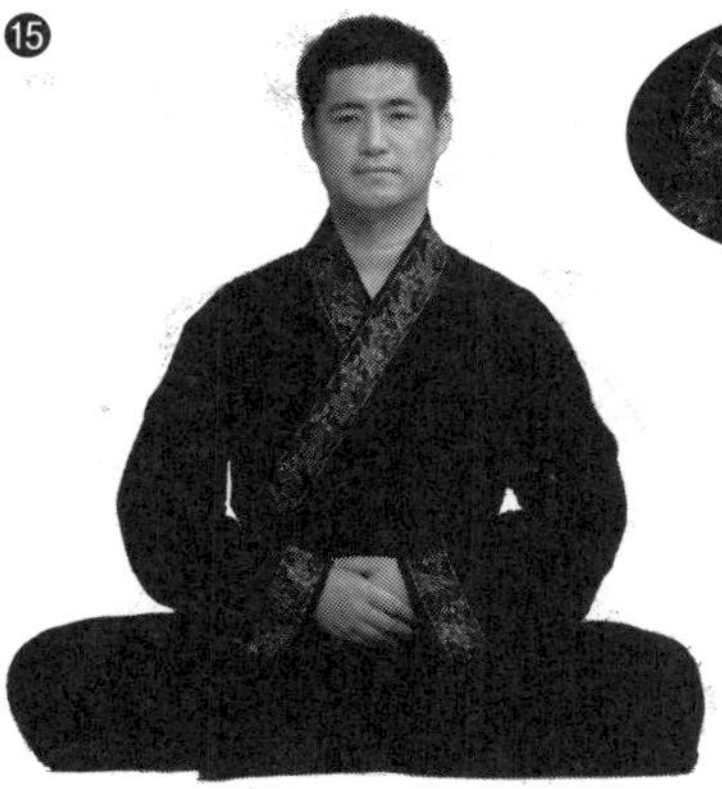

⑮

ポイント：左手の中手指節関節を境として、右手の人差し指と中指は、左手甲の中手指節関節から腕関節に近い方へ軽く置き、薬指、小指は、左手の中手指節関節から指先に近い方の指の上へ軽く置き、両手を握ると四指は自然に並びます。左右の手の内外は、交換して練習してもよく、こだわる必要はありません。

適用範囲：①陰虚者：主な症状は、暑がり、口が渇く、五心（両掌心、足心と頭頂部）の煩熱（不快な熱感、ほてり）、夜間の寝汗、小便不利、便秘など。現在の高血圧の患者の多くはこの結手印が適しています。

②陰陽虚者：即ち陰虚と陽虚の両方の症状が出ている人に適しています。陰虚の体質にも、陽虚の体質にも、この結手

印が適しています。

説明：静坐に一定程度の基礎ができてくると、静坐中に両手が吸引力によって自動的に握りしめるように感じたり、あるときは、両手が無くなり、どこにも存在しないような感覚に陥ることがあります。このようなときでも、動揺せず、真剣に静坐を続ければよいのであって、驚いて目を開いて調べようとしてはいけません。意識が分散して入静の進歩に影響を与えてしまってはならないからです。このような現象は、単に、体内の気の運動変化によって発生したさまざまな正常な反応に過ぎないのであるということを、心得ておかなければなりません。

●労宮穴は、手の厥陰心包絡経穴であり、掌心横紋の中にあります。中指と薬指を掌心に向けて曲げると、両指先の間に陥凹ができ、その中で脈動の反応があるところがこのツボです。労宮穴は手の厥陰心包絡気脈の流れるところで滎火穴《えいかけつ》であり、心包絡と心経が出会い、また、そこから分かれて陽経に流れていく要穴でもあります。

4 両肩斉平《りょうけんさいへい》

方法：両肩をほんの少し二、三分（約六〜九ミリ）くらい上に持ち上げ（提肩）、左右の肩は同じ高さに水平になるようにします。

ポイント：両肩を少し上に持ち上げるといっても、上げ過ぎてはならず、また左右の肩の高さに高低があってはいけません。

説明：一般には「沈肩」と言うのに、ここでは「提肩」と言います。沈肩墜肘《ちんけんついちゅう》は、「行功動作」の基本的な要求ですが、これを、静坐や站椿や静立を行うときにすると、気血が逆に肩のところで詰まってしまいます。ですから、「静」のときは「提肩」、「動」のときは「沈肩」であり、取り違えてはいけません。そうしないと、最初はごく小さな差であっても、やがてとても大きな誤りとなってしまいます。

両肩の高さを揃えることは、「頭正頂懸」や「竪脊正身」を補助することができるだけでなく、次の「飛肘含胸」を正しく行うためにも役立ちます。

5 飛《ひ》肘《ちゅう》含《がん》胸《きょう》

方法：前述の要求が満たされた後、両肘をわずかに前に二、三分（約六～九ミリ）開き、鳥が羽を広げて飛び立とうとするように、胸部をやや内に入れます。このとき、腹部は放鬆させています。

ポイント：両肘をわずかに前に出すとき、力はあまり使いません。また前に行き過ぎないようにします。そうしないと腕や胸部を緊張させてしまいやすく、呼吸が荒くなってしまいます。含胸でいう胸とは、その大事な部位の「膻中穴」を指しています。

- 含胸は、肺や呼吸をコントロールする一つの重要な方法であり、息の昇降、出入を円滑にします。
- 肺は、呼吸を司《つかさど》り、また「一身の気」を主《つかさど》ります。なぜなら呼吸は全身の「真気」を運ぶ動力であり、呼吸を整えるということは、実際は全身の「気」の巡りを整えているからです。

・先生の正しい指導を受けていない人は、静坐をする度に両肘を後ろに引き、胸を張る姿勢にしてしまいますが、それは大きな間違いです。諸仏や菩薩の像の姿が、この飛肘含胸の姿勢が正しいことを証明しています。

・膻中穴：任脈の経穴で、胸腹部の正中線上にあり、両乳頭を結んだ線との中点に位置します。玉《ぎょく》堂穴《どうけつ》の下一寸六分（約五センチ）の陥凹部の中にあり、両乳頭間の長さを折半する位置に取穴します。「上焦」の範囲にあり、また「八会穴」の「気会膻中」の要穴でもあります。よって「上気海」とも呼ばれます。仏家の胸の前での合掌、道家、儒家の拱手《こうしゅ》（両手を胸の前で合わせたり組んだりする礼儀）、武術家の拳礼も、実は皆このツボと大いに関係があります。

6 緘口《かんこう》砫舌《ちゅうぜつ》

方法：緘口とは口を閉じることで、静坐を行うときは唇を軽く閉じ、歯を軽く噛み合わせます。このとき舌の先は自然に軽く上の門歯歯根と歯茎の接触部、即ち「齦交穴《ぎんこうけつ》」につけます。これが砫舌です。

ポイント：唇を軽く自然に合わせ、口角をわずかに後ろへ引き、笑っているかいないかの状態の口元にします。舌先を軽く上の口蓋につけます。まったく自然に行い、力は入れません。

説明：舌を上の口蓋につけるこのような方法は、正しくできないと静坐に大きく影響してしまいます。文字のみによる勝手な解釈で、本当に力を入れて舌先を上の口蓋につけるようなことをしてはいけません。自然な状態で、上の門歯の歯根部と歯茎が交わる部分に、舌先を軽くつける程度が自然にかなっています。確かめる方法は、口を大きく開くのではなく、上下の唇をわずかに開いたとき、舌先が「パタッ」と口蓋の歯茎の位置から落ちて平らな状態に戻ります。これが、基準に合ったものと言えます。

もし静功のレベルが高まれば、静坐の途中に自然に舌先が上顎の口蓋に強く当たり、さらには舌が巻き上がって喉を塞ぐようになることがあります。これを昔の人は、「反鎖鵲橋関」と呼びました。静坐は、調心が大事であり、『黄帝内経』に「舌は心の苗である」とあります。舌は心臓の「苗気」の反応のところであり、心はまた「五臓六腑の大主である」とあります。よって中医学には「望舌」の診断方法があります。静坐中は口を閉じ、砥舌を行うことによって心を落ち着かせ（心平）、気を和やかにし（気和）、そして神を静かにして気の消耗を減らし（神静）、気を充実させる（神旺）という静座の目的に到達することができるのです。

●齦交穴：奇経八脈の中の督脈の最後のツボであり、上唇の中、上唇小帯と上歯茎の接触部分に位置します。任脈の最後のツボは、「承漿穴」であり、下唇の陥凹部の中にあります。人は、普段話をしたり、食事をしたりするので、ずっと口を閉じているわけにはいきません。ですから任脈と督脈を口腔で繋げていることができないのです。静養を行う者は、緘口、砥舌、舌を上の口蓋に当て、舌を齦交穴につけ、下の承漿穴に繋げます。舌は、任脈と督脈を繋げる「架け橋」のような役目をしているので、これを「搭鵲橋」（鵲《かささぎ》の橋を架ける）とも呼びます。このようにして任脈と督脈が繋がり、環状となり、休まず廻りながら流れ続け「周天運転」を形成します。

7 合眼垂簾《ごうがんすいれん》

方法：両目の上瞼を「簾《すだれ》」を垂らすように自然に降ろし、目は一本の線のような光が入るくらいわずかに開けて、視線は前下方に落とします。

ポイント：両目を開きすぎても、閉じすぎてもいない、瞼を降ろして鼻が見える程度の力加減で開きます。しかし、力を入れて鼻先を見てはいけません。それは、力を入れた状態で時間が長くなれば、目が疲れて痛くなりやすいからです。

説明：中医学の理論では、五臓六腑の気は、全て上に流れ目に入ると考えます。目は、また「心神」の宅、心の窓でもあります。よって静坐においても、目に対しては特別な要求があります。静坐中に、もし目で上を見れば「心神」が浮き、気血が上昇しやすくなります。下を見ると「心神」が下がり、気血も下降しやすくなります。左右に動かすと、心や意識が散乱しやすくなり、「心神」が凝集できません。目を閉じれば、ぼうっとして居眠りをしてしまいます。目を開ければ、思いは「外景」（外の景色）に引き寄せられ集中できません。よって、静坐を行うときは、一筋の光がわずかに見えるだけの合眼垂簾を取るのがよいのです。

鼻先と臍を一直線にし、掌心、足心は心臓に向かって集めるようにします。そうすると、全身の精、気、神が集まり、収斂《しゅうれん》します。これが古くから伝わる「目で鼻を観、鼻が臍に対する」ということなのです。

静坐が進み能力が高まり、肝、心、脾、肺、腎の「五気帰元」に達したとき、両目は自然にしっかりと閉じられ、内に引っ張られて収縮したようになります。これは練功が進んだ証であり、これと合眼垂簾を混同してはいけません。

五臓導引術の呼吸の要領

伝統中医学や養生学の理論では、人体の全身の血液の流れは、ただ心臓の拍動に頼っているのではなく、血液を絶えず循環させているのは気であるとします。気の流れの動力となるのが呼吸です。もし呼吸が止まれば、気の流れも止まり中断してしまうのです。人が死ぬことは、呼吸が止まることなので、断気（気が断たれた）とも言うのです。ここからも、呼吸と気の関係が非常に密接であることが分かります。東晋の著名な医学者、道学者である抱朴子《ほうぼくし》葛洪《かっこう》は「吐納の道を明にする者は、則ち気を行し、以て寿を延すに足る」と言いました。これは、呼吸の練習方法を本当に理解し、把握している人は、体内の真気を巡らせる方法を知り、それを用いることによって充分に養生保健、延命長寿ができるのだということです。ですから調息は、導引養生、内功の修行の三大要素「調身、調息、調心」の一つなのです。

昔の人は、「一呼一吸、これを息と謂う」と言いました。ですから呼吸を調えるのが調息です。調は調整、ここでは調和の意味です。息は呼吸ですから、調息とは、主体的に、自覚して呼吸を調整しコントロールすることであり、呼吸の回数、リズム、深さを変えることによって、徐々に練功の要求を満たし、目的に到達していきます。

清代の汪昂《おうこう》（一六一五—一六九四？）の著書『勿薬元詮《もぢやくげんせん》』には、「調息の一法、三教を貫徹す。大之以って道に入る可し、小用いて以って生を養う可し」（呼吸の方法は、儒教・仏教・道教の三教を貫き、大きく用いれば道に入ることを可能にし、小さく用いても養生を可能にする）とあります。ここから、呼吸と生命が密接に関係し、生命を研究するには、呼吸を研究する必要があることが分かります。伝統功法の中の吐納、練気、調気、服気、食気などはすべて調息に含まれます。

伝統導引術の中での調息の方法はたいへん多く、五臓導引術のなかのいくつかの呼吸法を簡単に説明します。

1 自然呼吸——基礎的な練習方法

自然呼吸とは、自分の正常な呼吸を変えないということです。日常では、自然に鼻で吸い鼻で吐き、自然に行うことが要求され、意識を加えてはいけません。気功の初学者は、一般にはこの呼吸法を用います。自然呼吸は、さまざまな導引術の中では不可欠のもので、主に調節の働きがあります。五臓導引術は、吐く息で声を出すときに逆腹式呼吸を用いる以外、他のところでは、自然呼吸を用いています。

2 順腹式呼吸――生命の火を点火する

順腹式呼吸は、息を吸うときには、腹筋が弛み、腹部が自然に膨らみ、吐くときには、腹筋が収縮し、腹部は自然に元に戻るあるいはやや内に入ります。

このような呼吸は、肺のガス交換量を増やすことができるだけでなく、腹腔の内臓に対して按摩の働きがあります。また、後天の呼吸の気を通して、「先天の真気」の発生、発展を誘起し、生命の火が点火されるのを助けます。歴代の養生家は、このような呼吸法は「離合《りごう》」（吸気で後天の清気を取り入れ、先天の真気を誘発させる）に似た作用があると言っています。まさに「緩緩と吐き深深と吸う、後天は先天の気を引き動かす」という言葉のとおりです。

3 逆腹式呼吸――人体の先天後天の気を溶融

逆腹式呼吸は、息を吸うとき、腹部は自然に内に入り（図16）、息を吐くとき、下腹部が自然に膨れます（図17）。

逆腹式呼吸は、内臓器官に及ぼす影響が比較的大きく、内臓を按摩したり運動させたりすることに似た作用があり、胃腸の機能の改善を助けます。

即ち吸うときは、体内の「先天の真気」を腹部から胸部に昇らせ、同時に鼻孔から自然界の清気「後天の呼吸の気」を胸中に入れ、胸中で先天後天の二気が交わり融合します。そして吐くときには、先

⑯

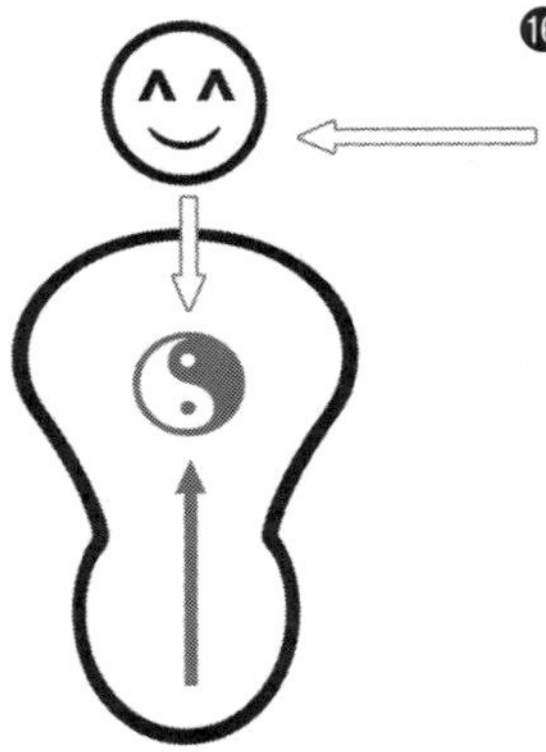

逆腹式呼吸（吸気）

⑰

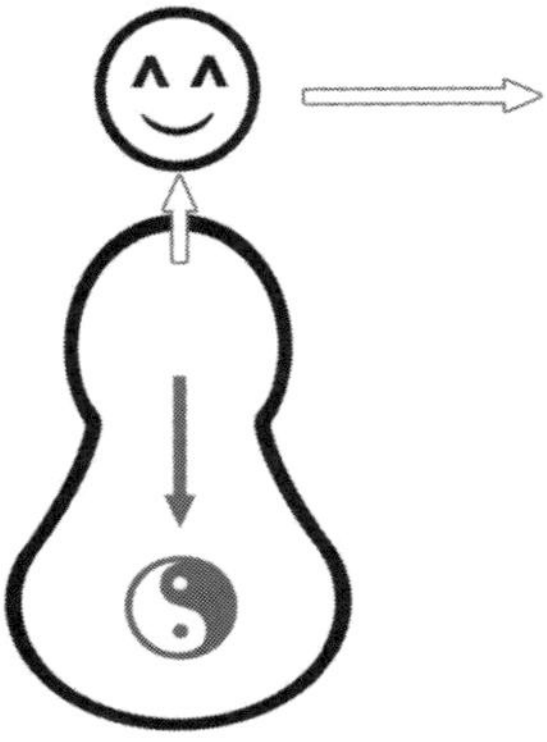

逆腹式呼吸（呼気）

天後天の気が融合した後の真気がゆっくり腹部に戻り、生じた濁気は鼻からゆっくり体外に排出されます。歴代の養生家は、このような呼吸法は、一種の「爻変《こうへん》」（離《り》卦《か》と坎《かん》卦《か》の爻の変換）に似た作用があると言っています。即ち、「心腎相交」（心と腎の機能がお互いに影響し合うこと）、「水火既済」（心と腎の機能の影響を、自然界の水と火の互助の関係に喩えている。火は水によって炎を抑制し、水は火に温められることによって、冷えたり凍ったりしない）に有益なのです。

順腹式呼吸が「養気」に属するとすれば、逆腹式呼吸は、さらに「煉気」を重んじています。ですから五臓導引術では、呼吸観想、吐納唱誦を行うときは、一般にこの逆腹式呼吸法を用いるのです

4 閉気――エネルギーの転化と無念無想、静思

閉気は、息を吸った後や吐いた後、しばらく呼吸を止めることです。閉気の時間は人によって異なりますが、大事なことは、閉気は自然にまた順を追って一歩ずつ進めなく

てはならず、けっして無理やり「息を詰める」ことをしてはいけないのです、そうしないと偏差を起こしやすくなります。

古代の丹道家は、閉気は、エネルギーの転化や無念無想、静思の状態になる呼吸方法だと考えます。また、閉気の練習は、人体の元気を奮い立たせ、病を取り去って健康を保ち、長生きを可能にします。閉気の練習は、現代医学の研究でも、慢性呼吸系疾患、循環系疾患、神経系疾患などに対する治療効果が認められています。

5 均一な呼吸とリズミカルな呼吸

一般的に呼吸の練習は、最終的には呼吸が均一に、細く、柔らかく、深く、長くなるように努力します。このような呼吸は、気血の流れをよくし、心の平静さを得ることに有利に働きます。ですから、呼吸を、均一に、細く、深く、長くすることは、すべての導引術が求めている目的でもあります。

しかし、私たちは五臓導引術の練習を通して、リズミカルに吸いながら心で「音符」を唱え、吐くときには「音符」を唱誦すると、呼吸は、均一に行われているのではなく、リズムをもって漸進的に行われていることに気が付きます。これはなぜでしょう。

呼吸の変化によって気の流れも変わることを、私たちは知っています。呼吸をリズミカルに行うと、体内の気もリズミカルに流れていきます。このような方法は、経絡や気血に対して「押し流す」ような作用が生まれ、治療や健康を保つ効果がもたらされるのです。これは、昔の人が言う「煉気」や「煉形」

であり、「養生」の方法ではありません。五臓導引術を、古くは「五臓小煉形」と言ったのは、このような理由からです。

6 口呼口吸

口で吸って口で吐くのは峨眉九息法（鼻呼鼻吸、鼻吸口呼、口吸鼻呼、口呼口吸、単呼不吸、単吸不呼、不呼不吸、肚臍呼吸、毛孔呼吸）の中の一つです。五臓導引術は、唱誦する中で呼吸の調整と練習を行います。鼻も合わせて呼吸をしますが、大事なのは、口で吐いて口で吸う呼吸方法です。このような呼吸方法は、すべて唱誦の中で自然に進められます。この一点を把握すればよいのです。この呼吸の妙味は、実際に練習しない人には体感するのは難しいです。もう一つ大事なことは、音符を吟唱するときだけこの呼吸法を用いるのであり、それ以外はすべて自然呼吸の方法を用います。

峨眉養生文化研修院より読者の皆様へ

五臓導引術の鍛錬の段階

各臓（肝・心・脾・肺）には、それぞれ二つずつの音と、それぞれの旋律があり、さらに独特な呼吸法（口呼口吸）があります。まず、その音に、さらに旋律に親しんで身体に響かせることが重要です。以下のように段階的に練習して、着実に鍛錬を進めて下さい。

・第一段階
単音を発声して振動させる―肝・心・脾・肺それぞれ二つずつの音を、単独に発声して身体に響かせる。
・第二段階
旋律全体を吟唱する―肝・心・脾・肺、四種類のメロディーを、声を出して唱う。
・第三段階
呼吸を合わせる―一音目は発声の時の口の形で息を吸いながら音符を黙唱。（口吸）
二音目は発声して吟唱する。（口呼）

本書の第一楽章から、第四楽章の鍛錬はこの第三段階を紹介しています。はじめから第三段階に取り組むと、要求が多く、特に日本人には中国語の発音になじみがなく、音符を響かせることが難しいかもしれません。本書にはCDがついていますので、日常的にCDを聴いて親しんでください。曲の中で、それぞれの音符が歌われています。その声に注意を向けて、まずは口ずさみ、徐々に響きの感覚を得て、最終的には次章から紹介する呼吸を合わせた方法で練功しましょう。また、この方法は一つの臓器に気を集中させるものですから、最後に功後導引をして、バランスを取り戻しましょう。

第一楽章

肝臓導引術

GE（グァ）、WO（ウォ）　あなたの肝臓をのびやかにする

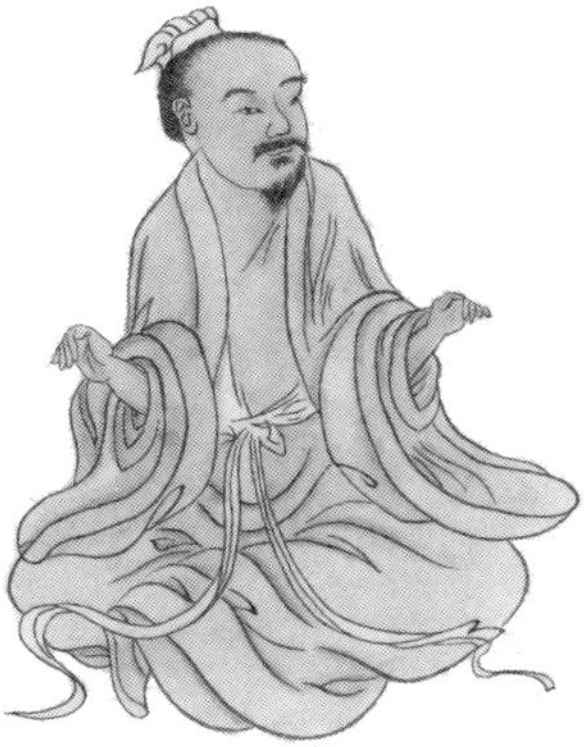

破而後立　繭化為蝶
調肝解鬱　百毒化解

『丹医語録』陰陽大論品第一の中に、次のような記載があります。「肝は、将軍の官で、号令を出す。肝は私たちの生命にとっては、千軍万馬を率いる将軍が、配置を指揮し、指令を発するのに似ている。肝は東方太乙の真木の気を稟《う》け、五行の生化（生成変化）の最初にある。五行では木に属し、魂の居、血の蔵《くら》、筋の宗（おおもと）である。その形は、ぶら下がった瓢箪のようであり、色は赤褐色で、気脈は昇を主《つかさど》り、そのさまは飛龍に似て、風に揺れることを好み、よく動き、またよく静まる。肝の本体は陰であるが作用は陽であり、卦では震、方位は東、人体では右に居て左に出る。よって経では、『左肝』と言う。肝の志は怒、液は泪、体は筋に合し、その華（五臓の状態が体表に反映される部分）は爪にあり、目に開竅《かいきょう》（五臓の機能が反映する器官）する。」

肝の主な生理機能は、気機を調えて流れをよくし、情緒をのびやかにし、血液を貯蔵し、血量を調整します。

肝臓システムの疾病の主な症状に、めまい、老眼、頭頂痛、乳房痛、胸脇部痛、少腹（下腹部両側）痛、陰嚢の脹痛、関節のこわばり、筋肉の痙攣、ひきつれ、四肢の麻痺、短気で怒りやすいなどがあります。

肝臓システムの疾病のよく見られる主な弁証分類型には、肝陽上亢（陰液の不足により肝気が過剰になり、主に頭部を中心に現れる不快症状）、肝陽有余（陰液の不足による相対的な肝気の余剰状態）、肝陽不足（肝気の不足がより進んだ状態、肝気の昇降疏泄機能が低下している）、肝陰不足（肝血虚に加えて津液も不足している状態）、肝気不足（肝に供給される気が不足している状態）、肝血不足（肝に供給される血や、肝に蓄えられている血が不足している状態)、肝気鬱結(肝の気の流れが停滞した状態)、肝気横逆(肝気が昇らない、あるいは過剰に昇り降りないなど肝気の昇降が滞り、脾胃の機能を低下させる)、肝気上逆(肝気が過剰に昇り降りてこないという、肝気の昇降機能が低下している状態)などがあります。

肝臓は五行生化の理論では、木に属し、最も風邪《ふうじゃ》を招き寄せて疾病を発症しやすく、とくに全身に疼痛があるような症候は、多くは肝臓と関係しています。現代人は、生活のリズムが速く、ストレスの多い環境で生活しているので、心の健康は、すでにおろそかにできない問題になっています。たとえば、鬱病、自殺願望などの感情面の問題は、中医学では肝との関係が最も密接であるとしています。肝硬変や肝臓肥大などの疾病に至っては、なかなか手ごわく、医薬治療以外に、もし肝臓の導引術の口訣の練習を合わせて行うことができれば、その効果が期待できると思います。

導引や気功の修練で行うすべての抻筋拔骨(筋骨のストレッチ)や導引按蹻《あんきょう》、濁気の疏泄《そせつ》、血行を調和させるさまざまな動功は、皆、肝木から始まっています。肺肝の気血は龍虎(肝は龍、肺は虎)に喩えることができます。動功の練習では、皆、呼吸と動作を適切に合わせて気血を調和させ、陰陽のバランスをとって全身に送る(運化)ことを行わなくてはならないのですが、これが龍虎を調伏する秘訣であり、即ち「龍虎相交」(肝と肺の機能がお互いに影響し合うこと)の方法なのです。動功の効果は、程よい動きで行えば、必ず呼吸は調い均一になり、気血がよく流れ、複雑で規則性が分からないところにも流れができ、複雑に交差したところにも流れ込むようになり、さらには動から静へと帰り、動静が融通無碍になるのです。

肝臓の音符——GE（グァ）、WO（ウォ）

肝の音符は、古代では「震宮梵音音符」と呼びました。震宮とは、肝臓は五行では木に属し、八卦学説では東の震位に位置するという意味です。梵音音符は、古くは秘伝の「真言」に属しましたが、後に流出して迷信的な呪として認識されるようになりました。昔の人は、法則を定めるのに、物質を弁証することを基礎としました。そこで肝性は木に属するので、肝臓の「音符」は木性が発する「カカ」という音を韻律としたのです。

この韻律は肝臓から発せられ、その物質の根源を有するので、発せられた音符は直接肝臓に達し、対象に特化した治療効果を受け取ることができるのです。

肝の「音符」は、抑揚があり深遠で、のびのびとし四方に広がります。肝臓養生楽の吟

⑱

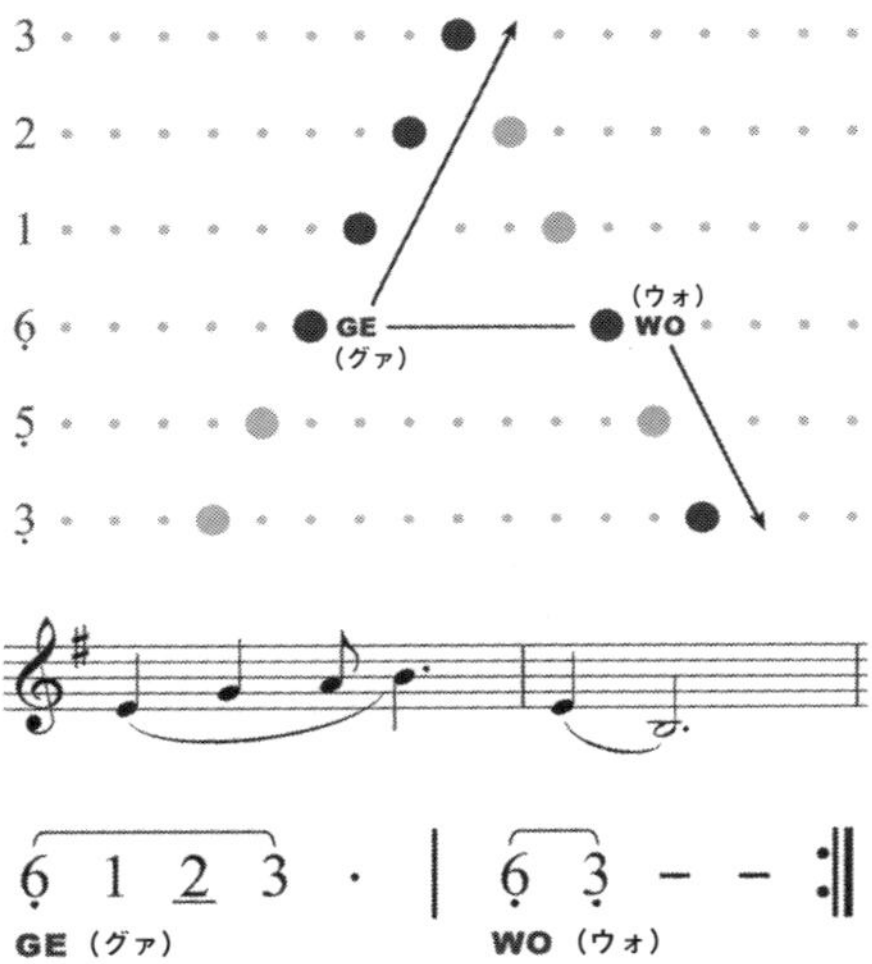

肝臓養生楽の吟唱図

唱図は図18のとおりです。

息を吸うときは、GE（グァ）の音を黙唱（黙って唱える）します。GE（グァ）はGE（グァ）の音を長く延ばし、旋律とリズムを変化させながら、口をあけて息を吸い込みます。

息を吐くときは、WO（ウォ）の音を声に出して吟唱します。WO（ウォ）もまたWO（ウォ）の音を長く延ばし、旋律とリズムを変化させながら、口をあけて息を吐きます。

肝臓養生楽——破繭《はけん》

肝臓の抑揚があり深遠で、のびのびとして四方に広がる「音符」に合わせて、肝臓の養生の楽曲は、明るい抑揚のある笛の音色と、純朴で清新な箏の音色が中心になり、そこに木魚、太鼓、トライアングルなどの打楽器の音と、林の中でさえずる鳥の自然な鳴き声が組み合わされています。

曲全体には、冬が去り、春が来て万物が蘇り、生命力が溢れて勢いよく伸びる情景が表現されています。

繭が破れて蝶になるとき、静の中で生命力が育ち、静の中に動があるのです。まさしく陰の中の少陽の力であると言えます。それと人体の肝気とは相通ずるところがあるので、曲名を「破繭」としました。字訣は、

破而後立、繭化為蝶

調肝解鬱、百毒化解

です。

常にこの音楽を聴き、この音を吟唱すれば、肝の疏泄機能や胆機能を改善し、血圧を下げ精神を安定させ、毒素を排出して容貌を美しくし、また情緒をのびやかにし、鬱の解消や活力を高めることの助けになるでしょう。

⑲

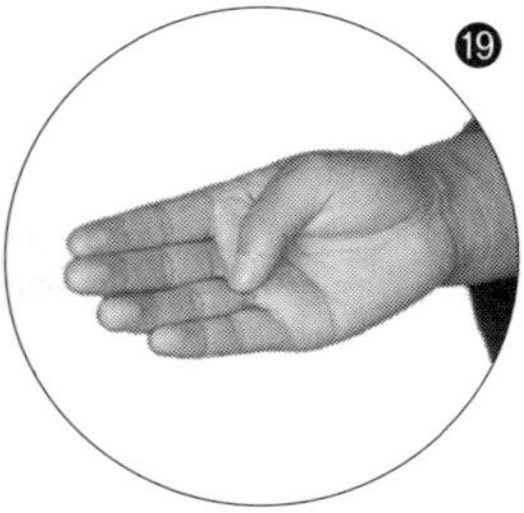

親指で薬指の付け根中指側を押さえる

⑳

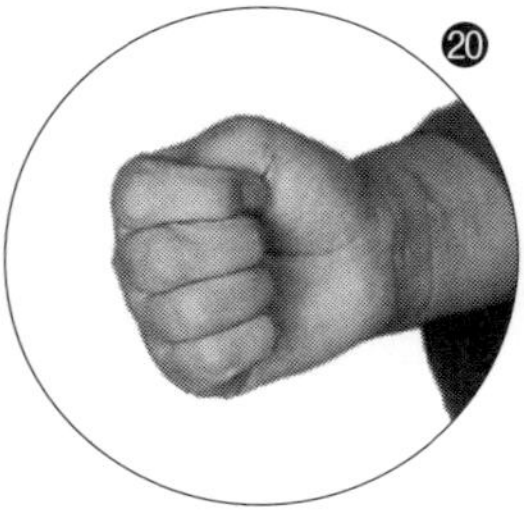

その他の四指は曲げて、親指を中に入れて握り拳にする

肝の手印——千金閘《せんきんこう》

肝の手印は千金閘印、またの名を金剛杵印《こんごうしょいん》、金剛拳印《こんごうけんいん》、握固印《あくこいん》と言います。印を結ぶときは、親指で薬指の付け根の中指に近い側を抑え（図19）、その他の四指を曲げて親指を握るようにして拳にします（図20）。拳にするときは、力を入れすぎないようにします。

「峨眉丹医五指五臓五行図」（六三頁図13）では、親指は肺に属し、気を主り、魄を蔵します。また薬指は肝に属し、血を主り、魂を蔵します。よってこの手印には、肝肺を同時に鍛錬し、気血を調和し、降龍伏虎（肝肺の機能を整える）、安魂固魄（肝には魂、肺には魄を蔵します。肝肺の機能が整えば、魂魄も落ち着くのです）の働きがあるのです。

薬指の付け根、中指の側にごく細い「筋《すじ》」があり、親指で軽く押したり弾いたりするとグルっと鳴り、だるい痛みがあります。昔は、これを肝臓の「風竅《ふうきょう》」（肝の機能が反映する場所。肝は五行では風で表す）の所在であるとしました。十二支では、「子丑《しちゅう》の交わり」（薬指〈子〉と中指〈丑〉の間。六三頁図参照）のところに属し、肝胆がこれを主ります。また、中医学の理論では「肝は握《あく》を主る」（肝気が握の強弱を決定する）とします。私たちは、新生児が本能的にしっかり握りこぶしをつくっているのを見ることがありますが、これは新生児の肝経の経気が充足していることを表しています。人が命を終える瞬間は、逆に「肝魂が尽《ことごと》く失われ、手を離して去る」という状態になるのです。

関連知識：握固とは何？

肝臓導引術で用いる千金閘手印は、握固とも呼ばれます。易筋経、八段錦、十二段錦、二十四節気導引術など、多くの伝統的な導引術には、皆この練習方法があります。では、握固とはいったいどのようなものでしょうか。

経文『雲笈七籤《うんきゅうしちせん》』に、「魂門を拘《とら》え、魄戸を制す、名を握固と曰い、魂魄に門戸を安ずる与うなり。此れ精を固め目を明らかにし年を留める還白の法なり。若《も》し能《よ》く終日之《これ》を握れば、邪気百毒入り得ず」とあります。握固の方法は、部屋のドアを閉めるように心静かに鎮魂でき、また握固は精気を固く護り、視力を改善させ寿命を延ばすこともでき、一日中、さらには睡眠中も握固を続けていれば、邪気や病毒の侵入を防ぐことができる、という意味が書かれています。『老子』の中にも、「（赤子の）骨は弱く、筋は柔らくして、而《しか》も握ること固し」とあります。『道枢』衆妙篇には、「握固とは何か。左右の親指で三指の紋をつまむ、あるいは四指でずっと親指を握り、左右の手を用いて腰と腹の間を拄《つ》く」とあり、また、『寿世青編《じゅせいせいへん》』十二段動功でも、「両手の親指を曲げて四指の付け根に当て、残りの四指で親指を捻る、これが両手の握固である」と言っています。

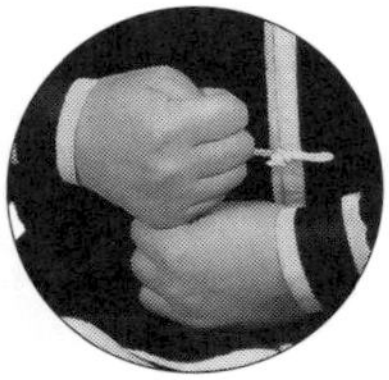

㉑

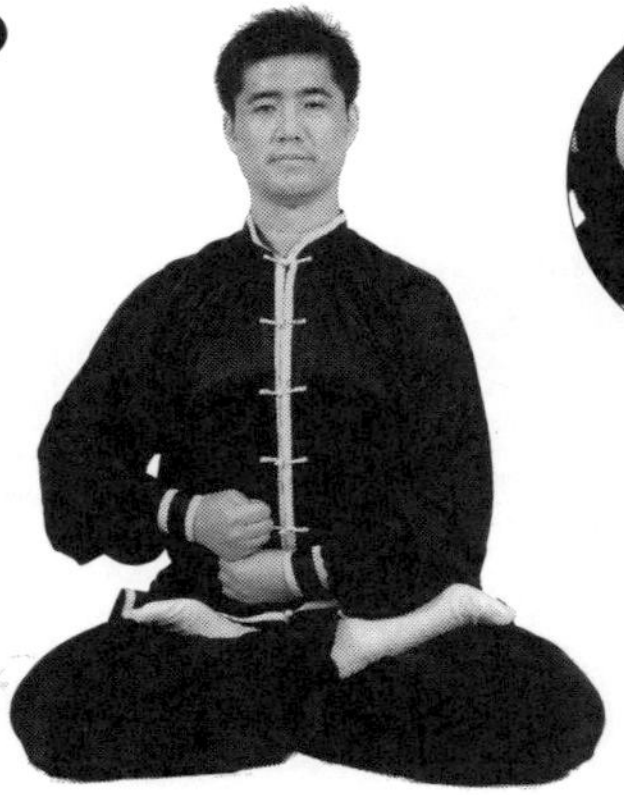

肝臓導引術の鍛錬方法

手印を結んだ後、自分に合った鍛錬の姿勢を選んで、姿勢を正し、肝臓の養生楽に合わせて肝臓の導引術の練習を始めます（図21）。

1 方法

第一ステップ：両手で千金閘印を結び、右の拳を上、左を下にして、上下に重ね、拳眼は上に向け、右腹部の外側に軽く当てます。

第二ステップ：息を吸うとき、両手の手印を腹部の動きに合わせてわずかに内へ上へと向けます。息を吐くときは、両手の手印を腹部の動きに合わせてわずかに外へ下へと向けます。三回繰り返し練習します。

第三ステップ：息を吸うとき、両手の手印を腹部の動きに合わせてわずかに内へ上へと向けます。同時にGE（グァ）の音を黙唱します。息を吐くときは、両手の手印を腹部の動きに合わせてわずかに外へ下へと向けます。同時にWO（ウォ）の音を声に出して吟唱します。数回繰り返し練習します。

吟唱するときは、意識を集中し、音が肝臓や身体の内外すべてで振動するのを静かに体感し、音が身、心、気、行（徳の行いによって現れる風格）、境（周りの環境）へ与える影響を観察します。

2 ポイント

①両手は、ただ腹部の起伏に随《したが》って上下する（内外に動く）だけで、わずかに上や下に動きますが、両手は腹部につけたままで、その位置を移動したり変えたりすることはしません。

②両手を右腹部の外側に当てるときは、力を入れてはいけません。呼吸の進行に影響を与えてはならず、なおかつ腹部の起伏に沿わせるように両手を当てます。

③練習する中で、もし呼吸が緊張するのを感じたり、スムーズでなくなったりしたときには、いつでも吟唱を止めて、自然な呼吸に戻して調整し、呼吸が調ってからまた続けて音符を吟唱します。

④音符を吟唱するときは、意識を集中し、肝臓、全身、さらには周りの環境にまで意識を注ぎます。唱える音が、一音、また一音と続き、その一音一音が、肝臓、全身、さらに周囲の環境の中で波動を

㉒

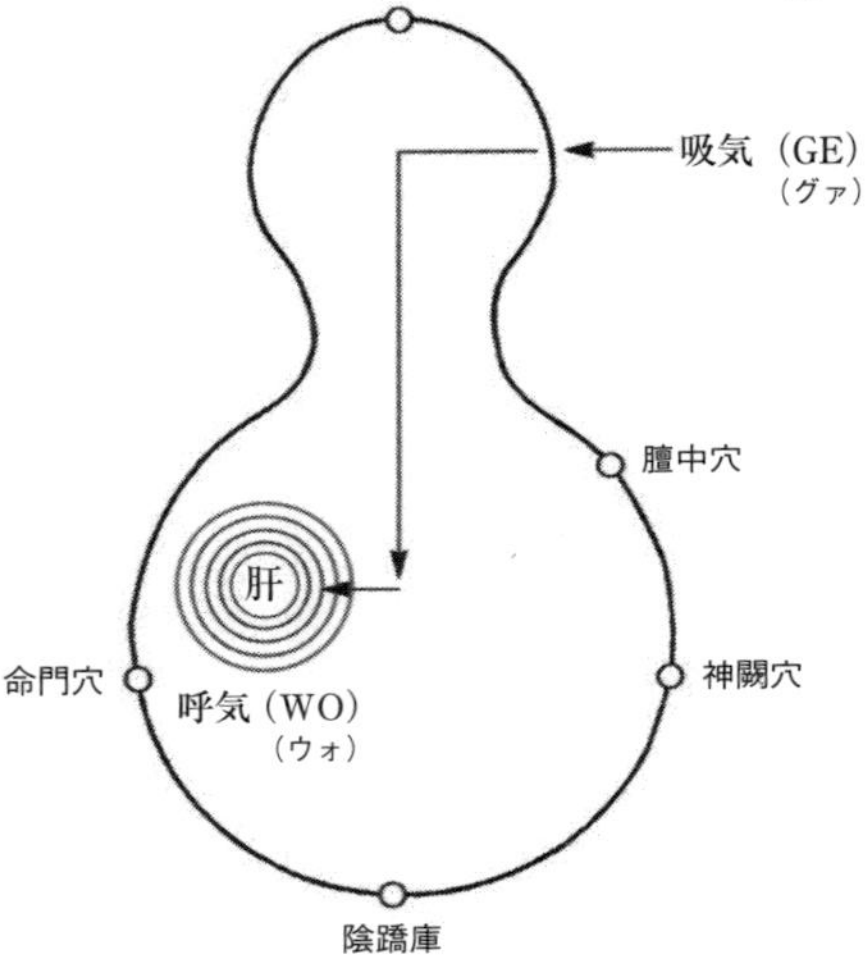

峨眉肝臓小煉形吐納音符説明図

起こすことに思いを凝らします。

⑤初心者は、息を吸ってGE（グァ）の音を黙唱するとき、加えて先生や肝臓導引術養生楽から発せられるGE（グァ）の音を静かに聞かなくてはいけません。そして、黙唱し、静聴し、吟唱と思いが一体となり、それが無の境地を照らしているような感覚に至ります。息を吐くときには、WO（ウォ）の音を吟唱します（図22）。

功後導引

五臓導引術では、各導引術の後、皆、功後導引を行います。これにより、導引術の鍛錬で得られた相応する臓腑の働きを強くするだけでなく、導引術の練習の誤りによって引き起こされた気滞（気の滞り）、気結（気滞よりさらに酷い状態、ときには粒状のものができる）など不適切な反応や感覚を取り除くことができます。功後導引の中にある手の動きは、按摩導引の作用があるだけでなく、両手の熱を体内に戻す作用もあります。

1　摩運《まうん》

摩運は、両手と、両手の熱を用いて軽く人体を摩《さす》ります。肝臓の功後導引では、肝経、胆経、脾経、帯脈などを摩り、肝の気の流れをよくし、胆の機能を改善し、胃の状態も改善し、経脈を疎通させ、気血の流れをよくするという作用があります。

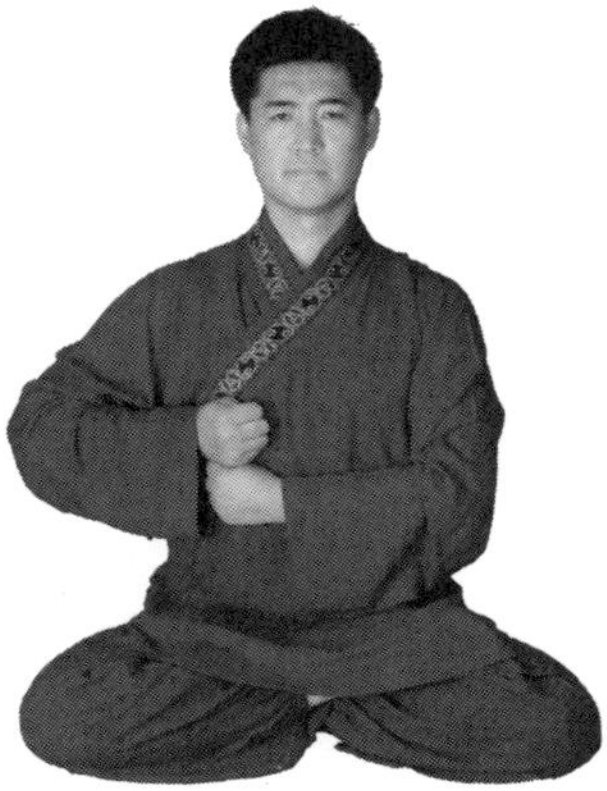

㉓

身体を左右に回すと、腰部や腹部の組織器官が鍛錬され、中高年の人の腰の機能、消化機能を高めるだけでなく、帯脈の流れがよくなり調整されるので、全身の気の昇降が順調になります。

人体の経絡システムはたいへん複雑ですが、まとめると十二正経と八脈の奇経、計二〇の経脈があり、各経脈が多くの支脈をもちます。帯脈は、奇経八脈の一つで、諸経を束ねる作用があります。帯脈以外の経脈は、下から上へ、もしくは上から下へと縦方向の経脈ですが、全身二〇の経脈の中で帯脈だけが横向きの経脈であり、腰帯のようなので帯脈と名付けられました。どの経脈の気血も、スムーズに流れるため

㉕

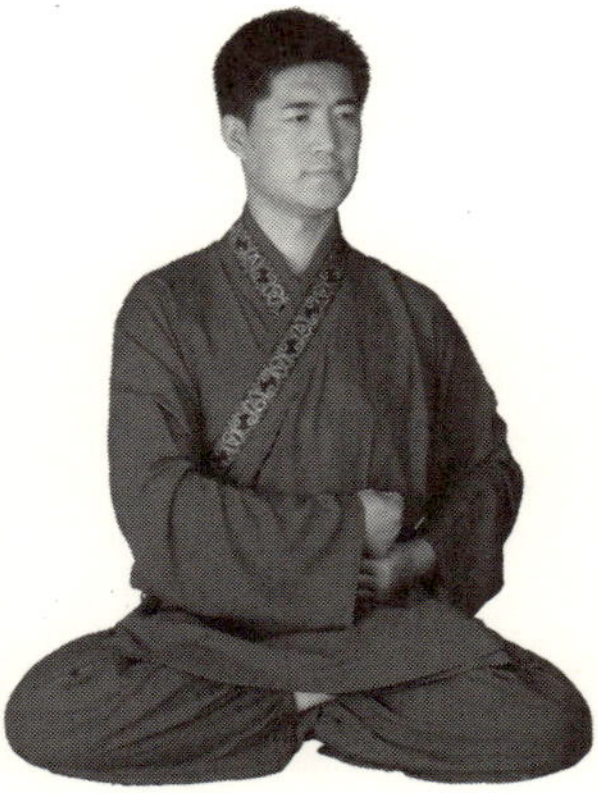

㉔

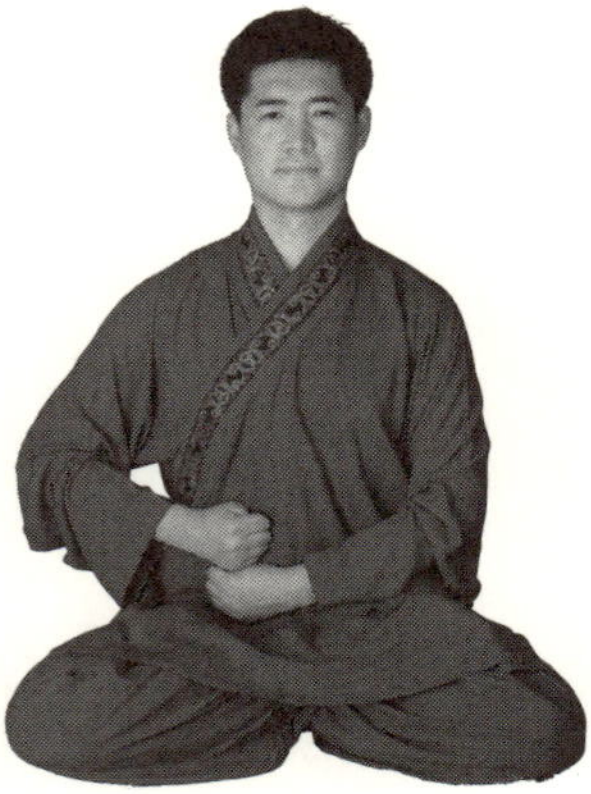

には、それ自身の気血がスムーズに流れるだけでなく、さらに鍵を握っているのはこの帯脈なのです。肝気が昇るには、必ず先にこの帯脈を弛《ゆる》めます。すると気はスムーズに昇降します。ですから、摩運の動作は、身体の中軸線に纏《まと》わるように縦方向に向かって回します。また身体には旋回しながら上昇する感覚があります。

①息を吸いながら、両拳をゆっくり上へ押しあてながら右乳下、期門、日月までもっていきます（図23）。

②息を吐きながら、両拳をゆっくり下へ押しあてながら右肋骨の下までもっていきます（図24）。

③息を吸いながら、両拳を腹部の動きに随《したが》ってわずかに内に入れます。

④息を吐きながら、身体を左に回し、同時に両拳を帯脈に沿って左へ押しあてながら左肋骨の下までもっていきます（図25）。

⑤息を吸いながら、両拳をゆっくり上へ押しあてながら左乳下までもっていきます（図26）。

㉖

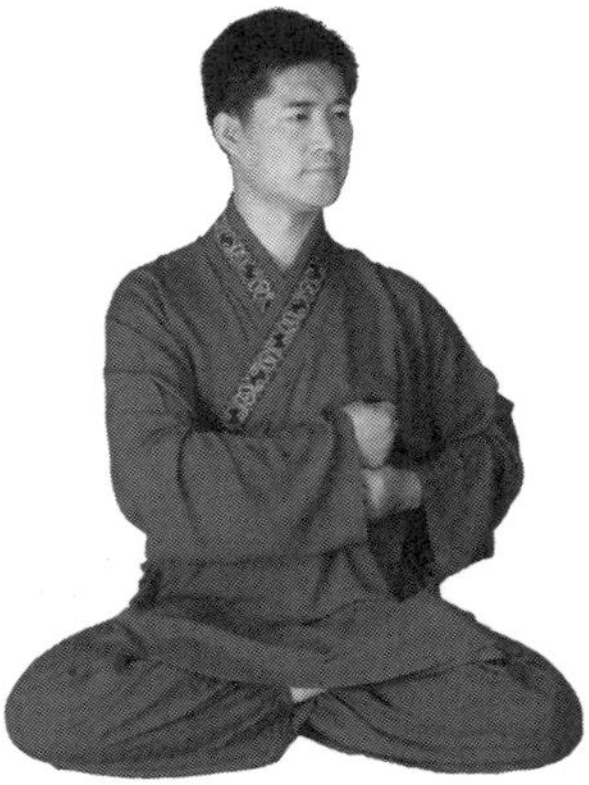

㉗

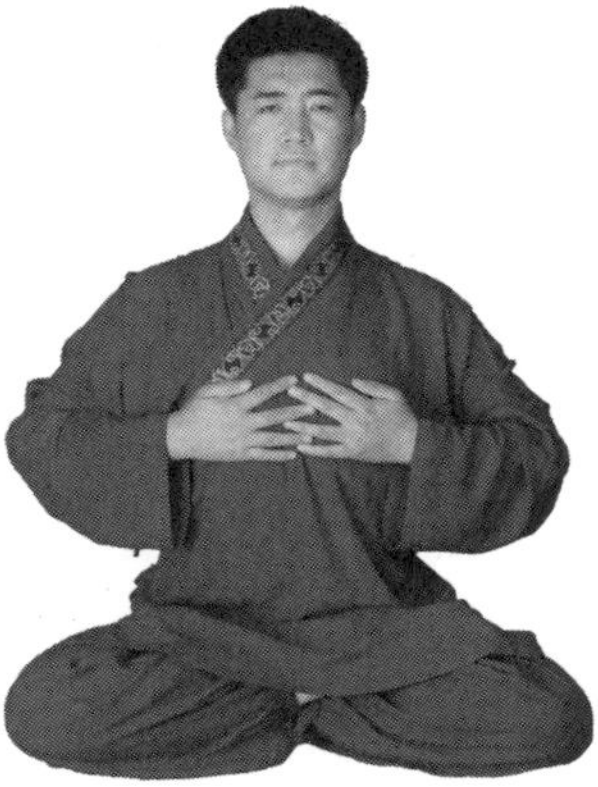

⑥息を吐きながら、両拳をゆっくり下へ押しあてながら左肋骨の下までもっていきます。

⑦息を吸いながら、両拳を腹部の動きに随わせてわずかに内に入れます。

⑧息を吐きながら、身体を右に回し、同時に両拳を帯脈に沿って右へ押しあてながら右肋骨の下までもっていきます。

①～⑧までを繰り返し三回練習します。

2　熨《うつ》摩《ま》

膻中とそれに関係する経穴を熨摩（温めながら摩る）し、また両手の熱を、手を当てた部位から身体の中に入れます。この種の方法には、深い気脈内景の理論があり、肝臓の作用を調節できるだけでなく、導引術の練習を行う中で不適切な呼吸などによって引き起こされた胸苦しさ、気滞などの現象を取り除くことができます（図27）。

①両手を、胸部になでるように押しあて、手の指は膻中と乳の下の期門、日月、乳根などの経穴に軽く当て、両手の熱

㉘

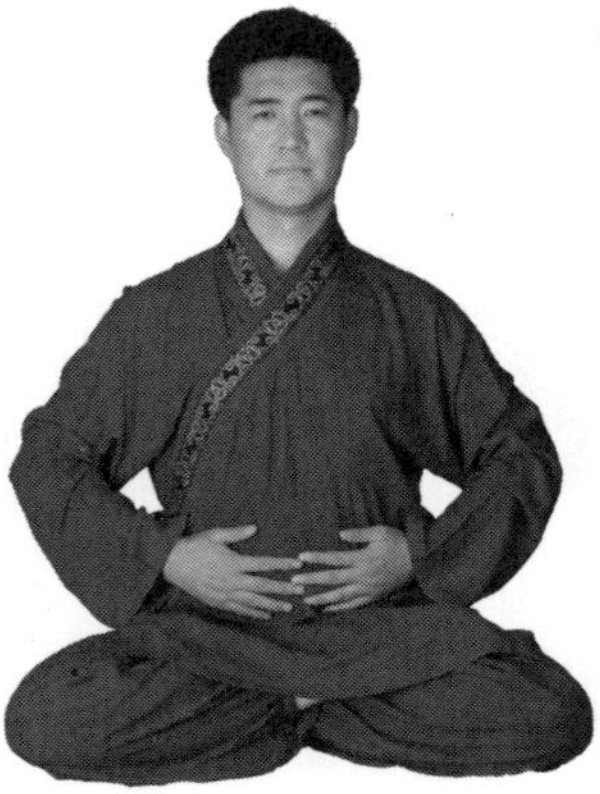

で、関係ある経穴を熨摩し、またこれらの部位から体内に熱を伝えます。

②両手を時計回りに、三回揉んで押します。

③両手を時計と反対回りに、三回揉んで押します。

④両手を下へ、腹部臍の位置まで押し下げます（図28）。

⑤両手を離し、元に戻します。

合わせて練功できるその他の導引術

一般的な肝の病、寒熱虚実にかかわらず肝機能が傷なわれているのであれば、この肝臓導引術を練功することができます。肝臓導引術は、以下の導引術を合わせて行えば、双方相まってよりよい効果を得ることができます。

峨眉十二荘：天字荘、游龍荘、拿雲荘、小字荘、幽字荘の中の部分動作

少林達摩易筋経十二式：韋駄献杵第三勢、九鬼《くき》抜馬《ばっば》刀勢《とうせい》、青龍探爪勢

二十四節気導引術：立春、雨水、春分、清明、穀雨、秋分などの節気導引術

健身気功・六字訣：嘘字訣

峨眉伸展功：頸項式、揺頭擺《ようとうはい》尾《び》式、脇肋式、展腿式、仆腿《ぼくたい》式

鬆静功：肝臓が腫大し、腹水はなく、気逆を併せもつものはこの肝臓導引術を基礎として鬆静功をあわせて練功することができます。このとき、意識は親指におきます。

脾臓導引術：もし肝気が昇らない、または過剰に昇り、降りないことによってもたらされた脾胃の機能の低下が起こり、臨床としても脾胃の症状が主であれば、「急がば標を治し、緩やかであれば本を治す」という原則で、まず脾胃を治すべきなので、最初に、もしくは多く脾臓導引術と胃腑導引術を行います。もし肝臓が硬化し腹水があれば、肝臓の小煉形と同時に膀胱腑の導引術を練功に加えれば水の排泄を助けます。

肝臓の保養に用いるツボ

㉙

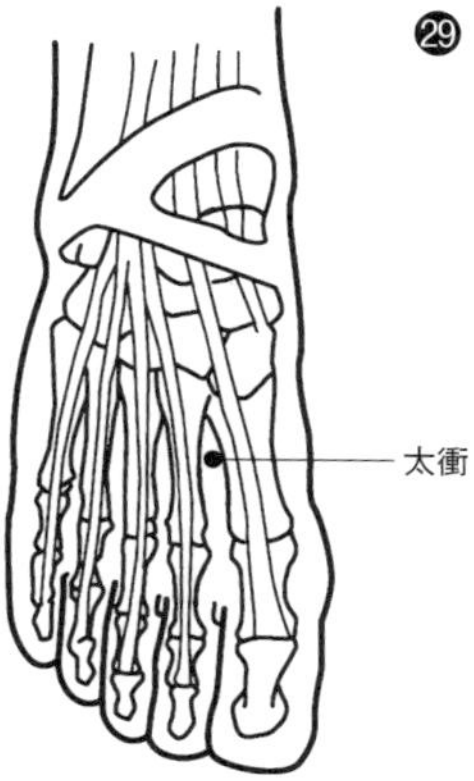

1 太衝穴《たいしょうけつ》

太衝穴は、足の厥陰肝経に属し、足の厥陰肝経の気脈が注ぎ込むところであり、兪土穴であり、胆経の原穴（経脈の起点、臓腑の病態が現れるところ）に関係します。

太衝穴（図29）は、足親指の指骨の後ろ一寸五分（四・五センチ）の陥凹部、脈が触れるところに取穴します。

主に、胸や心臓部の重苦しさや脹れ痛み、季肋部のつかえ、腰痛による下腹部痛、内踝前の痛み、歩行困難、子宮出血、頭痛、めまい、目の充血と腫れ、遺尿、疝気、月経不順、癲癇、吐き気、小児痙攣、下肢麻痺、胸脇腰の痛み、高血圧、月経による下腹部痛などの治療に用います。

2 章門穴《しょうもんけつ》

章門穴は、足の厥陰肝経に属し、人体の重要な「八会穴」（臓・腑・気・血・筋・脈・骨・髄の精気が集まるところで、相応する八つの経穴がある）の一つ「臓会」です。脾の募穴（臓腑の経気が集まるところ）であり、足の厥陰肝経と帯脈が交わるところなので「珮章《はいしょう》[訳注]」の門とも言われます。また煉気導引の要穴でもあります。峨眉心字荘、峨眉小字荘、達摩易筋経十二式などの導引術ではみなこのツボを用いています。

㉚

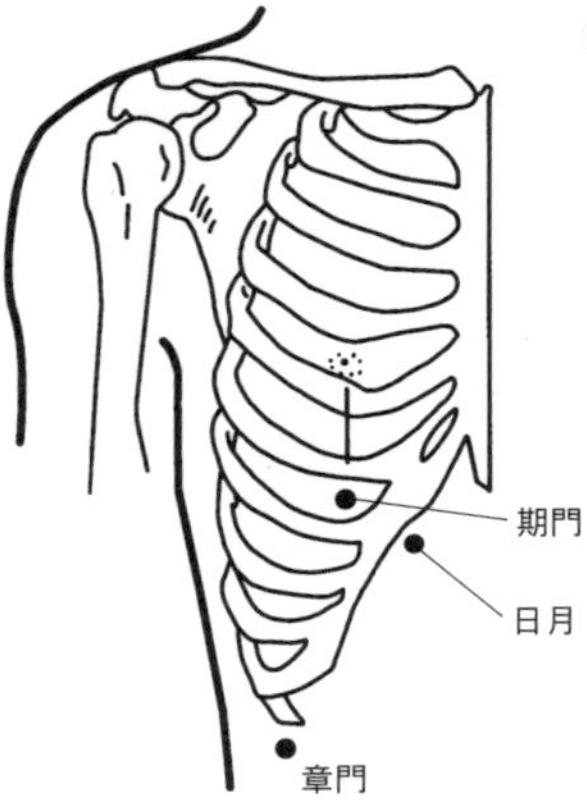

章門穴（図30）は、脇腹にあり、第一一肋骨軟骨の尖端の下の際にあります。簡単な取穴方法は、横向きに寝て、中指を耳たぶに着け、肘の先が当たった肋骨の端にあります。

主に、下腹部の冷え、急性の腹痛（寒疝）、膨満感、嘔吐、煩悶、食欲不振、下腹部の気が胸、咽頭にまで衝き上がる（奔豚気）、気衝による脇腹の痛み（気衝肋疼《きしょうろくとう》）、心身の倦怠感、黄疸、腹部のしこり、小児の栄養失調、腰背痛などの治療に用います。

訳注：「珮章《はいしょう》」の門　古代の官吏の正装は帯に珮《はい》（玉製の装飾品）をつけた。その場所が腰の左右どちらかでちょうど章門の位置であったところから「珮章」の門という。

3　期門穴《きもんけつ》

期門穴は、足の厥陰肝経に属し、肝経の「浮支」が中に入る最後のツボです。肝脈の巡りが予定どおり（「如期」）終わるところなので期門と言います。期門は、肝の募穴であり、また足の少陽胆経の気脈と足の厥陰肝経の気脈が出会う場所でもあります。

期門穴（図30）は、乳の下第二肋間の先端、胃経の不容穴の横一寸五分（約四・五センチ）に、腕を上げて取穴します。

主に、婦人科の下腹部あるいは胸脇下の硬満・不規則な寒熱往来（熱血入室）、激しい熱病（傷寒）の長く患い治らない状態、胸肋疼痛、胃酸逆流による嘔吐、食欲不振などの治療に用います。

4　日月穴《じつげつけつ》

日月穴は、足の少陽胆経に属します。峨眉医学では、このツボは足の太陽、少陽、陽明が会う胆経の募穴であり、練気を行う者が気脈を「内視」するのに重要なツボであると考えます。また、日月穴

膀胱系背兪穴 ㉛

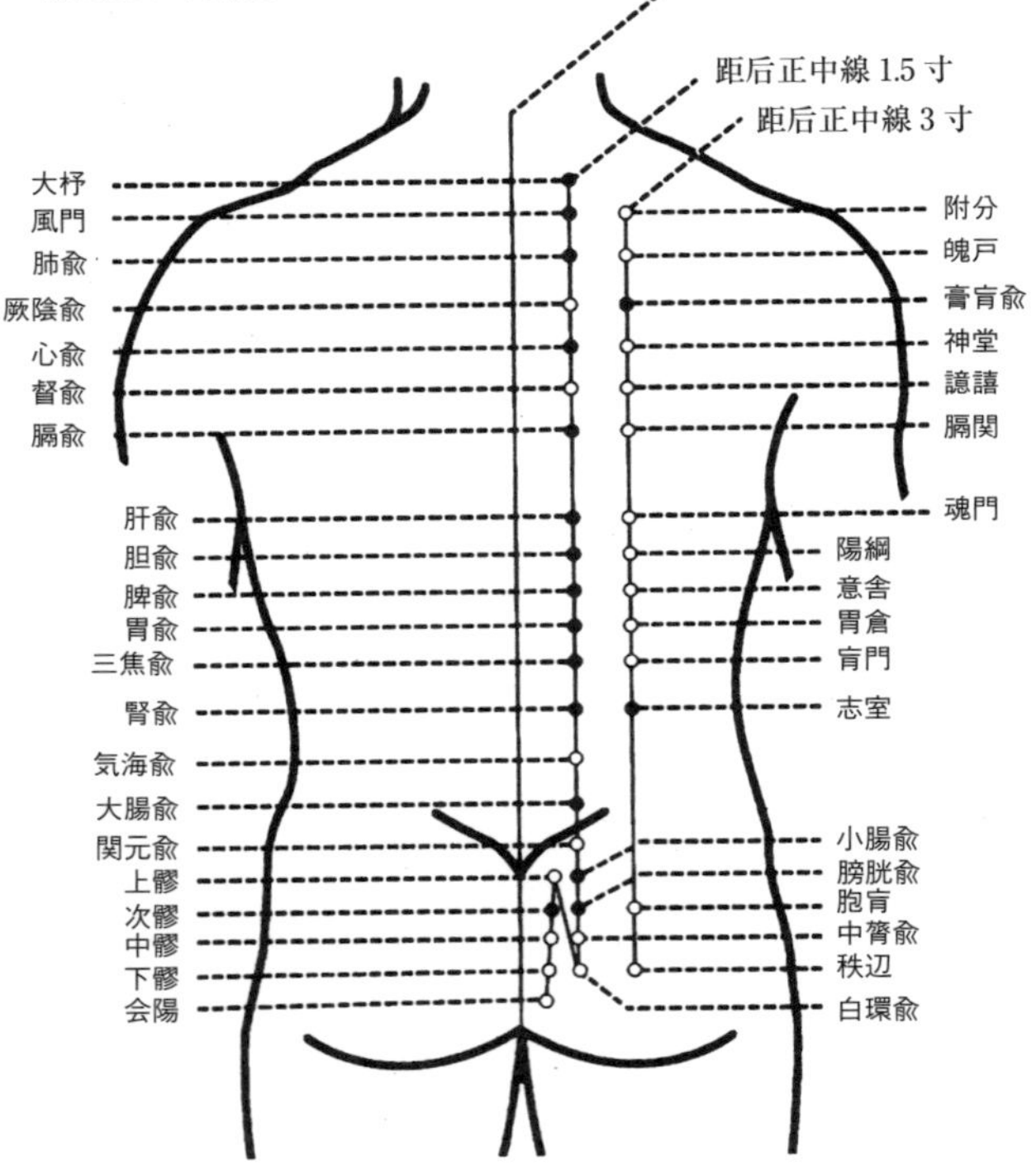

（図30）は、中脘穴の下、神厥穴の上、臍のやや斜め上三〜四寸（約九〜一二センチ）の陥凹部に取穴します。これは、一般の医学書に書かれている、日月穴は期門穴の下一寸五分（約四・五センチ）に取るというのとは異なります。

主に、胆病、胆汁性嘔吐、胃酸逆流、唾液過多、四肢の痺れ（力が入らない）、胸肋部の疼痛、膨満感などの治療に用います。

5 肝兪穴《かんゆけつ》

肝兪穴（図31）は足の太陽膀胱経に属し、背部第九胸椎の下、両側一寸五分（約四・五センチ）に取穴します。主に、肝鬱、脇痛、黄疸、胸脇のつかえと脹痛などの治療に用います。

肝臓が好む食物

中医学の伝統理論によると、肝臓によい食物には以下のものがあります。
穀類：粳米《ウルチマイ》、トウモロコシ
肉卵類：牛肉、鶏レバー、鴨レバー、豚レバー、牛レバー
水産類：スッポン、コウタイ（七星魚）、干し貝柱、海苔
野菜類：生姜、白ネギ、玉ネギ、ナズナ、韮《ニラ》、甘大根《アマダイコン》、白菜、ヒョウナ
果物：リンゴ、スモモ、パパイヤ
ドライフルーツ：棗《ナツメ》、ヒマワリの種、胡麻
滋養補助類：蜂蜜、水飴、牛乳
薬草類：オオバコ、オオバコの種、エビスグサの種

第二楽章

心臓導引術

ZHEN（ヂェン）、DENG（ダァン）　あなたの心の扉を開く

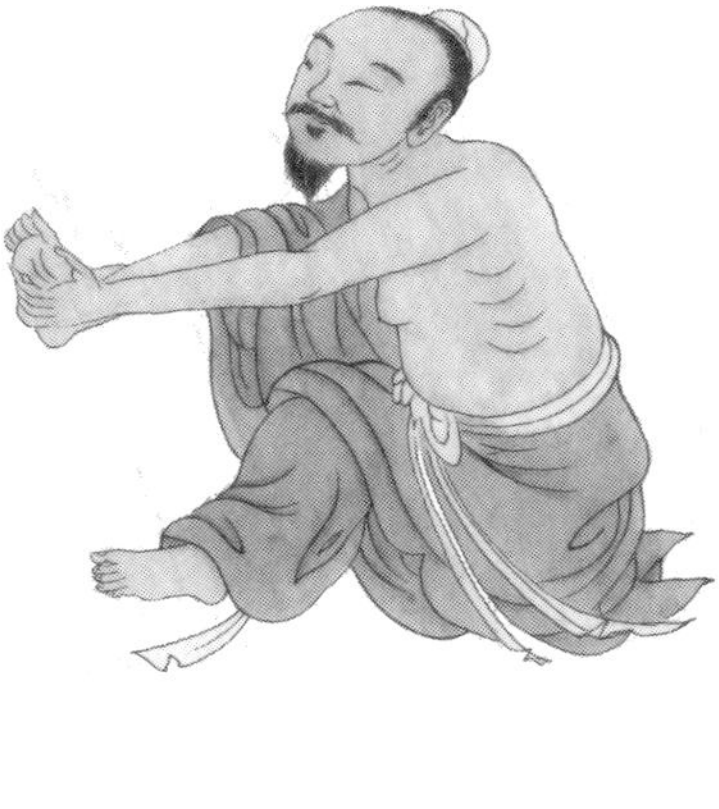

紅蓮倒懸　綻放心田
寧心安神　喜悦常存

『黄帝内経素問』霊蘭秘典論に、「心は君主の官なり、神明これより出ず」（心は君主の職責に相当するほど重要であり、聡明さや智慧はここから生まれる）とあります。心は、私たちの生命にとって、まるで一国の皇帝のようであり、人体の中では最も重要で、最も複雑な臓腑システムの一つです。

『丹医語録』陰陽大論品第一の中には、「心は南方の離火の宮で、赤帝がこれに居す」とあります。昔、「上智者は七孔あり、中智者は五孔あり、下智者は無孔なり」と言いましたが、孔とは、心臓に幾つ孔竅（穴）があるかというのではありません。ここで言う孔とは、智慧などの鋭さ、五官（目・耳・鼻・口・舌）の器官とその機能が現れる七竅（目・耳・鼻・口の七つの穴）の感度のよさ、内外根苗（内、根は体内の臓腑／外、苗は体外の目に見える部分）の呼応状態のよさを言っています。いわゆる、一度に十行を読む（目睹《もくと》十行）、八方に耳を聴かす（耳聴八方）、多くのにおいを嗅ぎ分ける（鼻息九気）、八種の楽器を吹奏する（舌奏八音）、手足の動きのよさ（手握足摂）、身体の触覚、感応度のよさ（身触意妄）などは、すべて心の神が用いられているという意味です。

心は神の居（住居）であり、血の主《あるじ》、脈の宗（おおもと）、精神の出自《しゅつじ》であり、全身の血脈の主であり、生命活動を主宰する重要な働きを起こしています。心は、五行では火に属するので、「火臓」と呼びます。臓は陰で、腑は陽なので、心は、臓中の陽臓であり、また陰中の陽なのです。丹経では、心は、「体」は陽で「性」は陰であるとし、口訣に「心性本柔順、離虚内含陰、是故雖陽卦、言像反女身」（心性の本は柔順であり、離は虚にして内に陰を含む。これ故に陽卦であるが、反って女身に像《に》ると言う）とあります。心に対処する方法は、心猿（雑念や欲念に振り回される心）に鍵をかけ、心を守って入静することです。

心の主な生理機能は、血脈や神志（感情）を主ることです。心の志（情志、七情）は喜びであり、液は汗、体は脈に合うことであり、その華は顔にあり、心の神は瞳仁（瞳孔）にあり、舌が苗であり、心の気は離宮に集まります。五味の中では苦みを主り、気脈においては降気を主ります。

中国の医学経典理論では、心は病気になってはいけないとします。なぜなら心は、「君主の官」であり、その臓は堅固なので外部から邪が入っても留まることはできないからです。いったん病を患えば、難治症の類となります。今日においても、中医学、西洋医学共に心臓病は、治し難いと思われています。もし、適切な医薬治療を用い、さらに適切な食餌療法と導引療法を合わせて用いれば、その治療効果を大いに高めることは、疑うべくもないでしょう。

心臓システムの疾患で、よく見られる主な症状は、激しい動悸、狭心症、いらいら、不眠多夢（夢が多い）、健忘症、笑いが止まらない、譫妄《せんもう》あるいは痴呆、無表情、失神、前胸部の重苦しさと痛み、顔面蒼白、不整脈（脈結代《けったい》）があります。

心臓システム疾病のよく見られる主な弁証分類型には、心気不足（心に供給される気が不足している状態）、心気有余（心気の余剰状態）、心血虧虚《ききょ》（心を栄養する血が不足している状態）、心血瘀阻（血の巡りの停滞あるいは瘀血の症状が胸部を中心に現れた状態）、心陰虧虚（心血虚に加えて津液不足も併発している状態）、心陽不足（心気虚がより進行し、気の持つ身体を温める作用が充分に発揮されない状態）、心陽上亢（陰虚によって陽気を制御できず、上方に浮上した状態）、心神不足（心気の機能の低下や血行障害による意識活動の減退）、水気凌心（心気の不足により水湿が水邪となって上逆して心を犯した状態）、七情傷心（感情の変動が生理機能に影響し、血行を悪くし、代謝機能を低下させた状態）、熱入心包（熱性の邪が心包に及んだものであり、高熱と意識障害を特徴とする）、真神離臓（意識不明、瀕死状態）などがあります。

心臓の導引術の主な作用は、血圧の調節、心拍の調節、記憶力、想像力の増強、睡眠の改善、心を落ち着かせるなどです。

心臓の音符——ZHEN（ヂェン）、DENG（ダァン）

心の音符は、古代では「離宮梵音音符」と呼びました。離宮とは、心臓は五行では火に属し、八卦学説では南の離位に位置するという意味です。心の「音符」は火性が発する「笑い声」が韻律になっています。この種の韻律は心臓から発せられ、その物質の根源を有するので、音符は直接心臓に達し、単独に心臓に対して鍛錬の作用を及ぼし、治療効果をもたらします。

心臓養生楽の吟唱図は、図32のとおりです。

息を吸うときは、ZHEN（ヂェン）の音を黙唱します。ZHEN（ヂェン）は、最初にZHE（ヂェ）の音を発生し、その後E（エ）、さらにEN（エン）に変化します。まずそり舌音（舌を上あごに向けて巻く）を発し、その後、鼻音（鼻に響く音）に変化させます。音は、高いところから低いところへと変化するにつれて、より柔らかく途切れずに降りてきます。

息を吐くときは、DENG（ダァン）の音を声に出して吟唱します。DENG（ダァン）は「音を重ねて

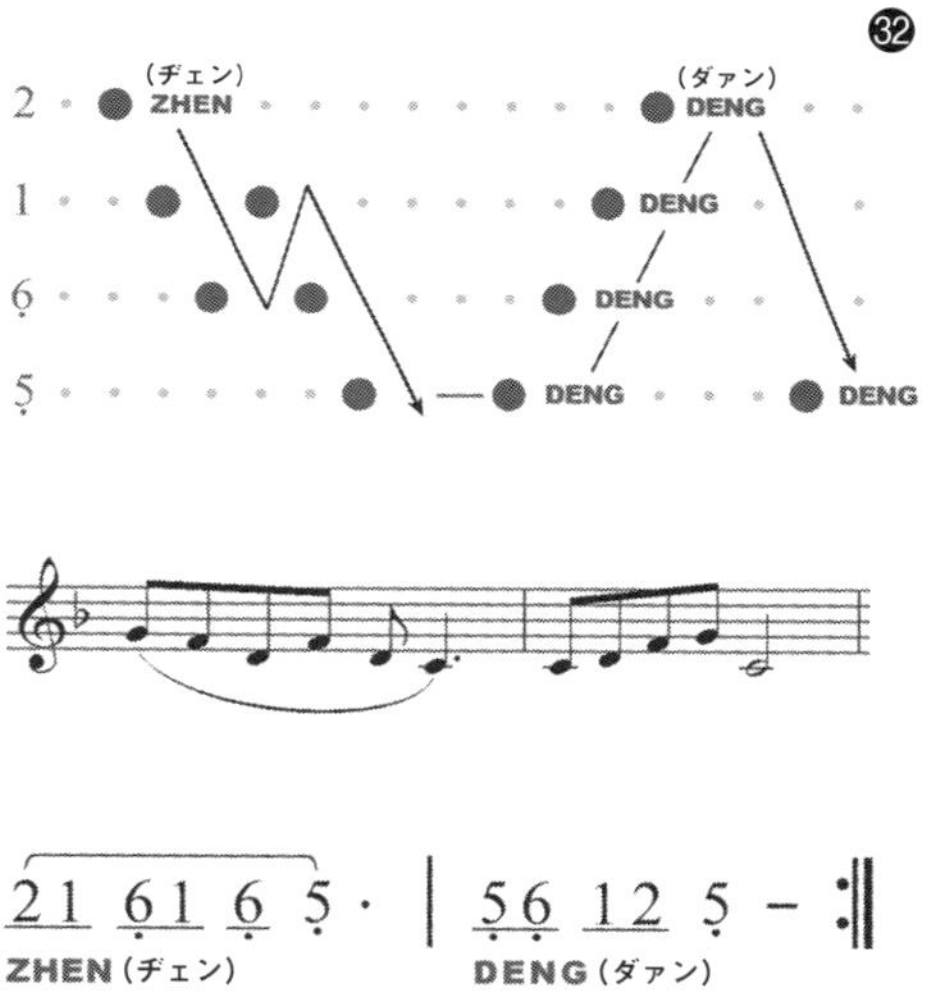

心臓養生楽吟唱図

唱える」を規格とし、即ちDENG（ダァン）、DENG（ダァン）の音を続けて五回声に出して唱え、音は変化しません。

この音を発するときは舌尖音（舌の先を上の歯茎の裏につける）ダァであり、その後音は徐々に上がっていき、三つ目の音を発するとき頭頂部に共鳴が起こり、四つ目の音は剛音（強い音）に変わり、音を長く延ばし高くなり、同時に鼻から息を出しますが、心気は逆に下降します。五つ目の音は転じて徐々に下降します。

ZHEN（ヂェン）は陽中の陽であり、高く清くよく響きます。DENG（ダァン）は陽で、発する音はやや重く、清中に濁りが感じられます。

心臓養生楽——綻放《たんほう》

心の音符はZHEN（ヂェン）とDENG（ダァン）です。この音は高く力強いです。声調は上昇の中に下降があり、清濁いずれもあり、一つ一つがはっきりしています。
曲は古風で素朴で上品な琴の音色と、哀愁を帯びた美しい簫の音色が中心になり、大鐘、太鼓などの打楽器の音と、さらさらと流れる水の自然音が入っています。
琴の音色が心の琴線に触れ、鐘の音が心を激しく揺り動かし、日々勢いを増し、情熱的で奔放な景色が広がります。また曲の中の哀愁を帯びた美しい簫の音色や、重々しく抑揚のある鐘の音や、さらさらと流れる水の音、さらに震えるような琴の音色は、人の心を安らかにし、けっして高ぶることはありません。よって動中に静があり、陽中に陰があり、「心腎相交」、「水火既済」になります。まるで酷暑の夏の日に一陣の涼風が吹きぬけたようであり、急に心が清められ爽やかな気持ちになります。
心の形は、逆さに吊り下げられた蓮の花のようで、その性は上昇し開こうとしています。そこで曲名は「綻放」としました。字訣は、
紅蓮倒懸　綻放心田
寧心安神　喜悦常存
です。常にこの音楽を聴き、この音を吟唱すれば、心を安静にし、睡眠を改善し、心拍を整え、血圧を安定させ、血脈の循環をよくし、元気を回復し、記憶力を増し、仕事の効率を高めるなどの一助になるでしょう。

心の姿勢——跨鶴坐《こかくざ》

心臓導引術の練習は、特殊な専門的な姿勢を用います。昔の人は、これを跨鶴坐（図33）、またの名を真武坐と言いました。古代、仙人は鶴に跨がったり、龍に乗ったり、雲に乗ったりして飛行したという伝説があります。仙人が鶴に跨り、片足は盤坐にし、もう片方の足は雲を踏み、風を御して雲に乗り、自由に飛行する、これが跨鶴坐の名前の由来です。

㉝

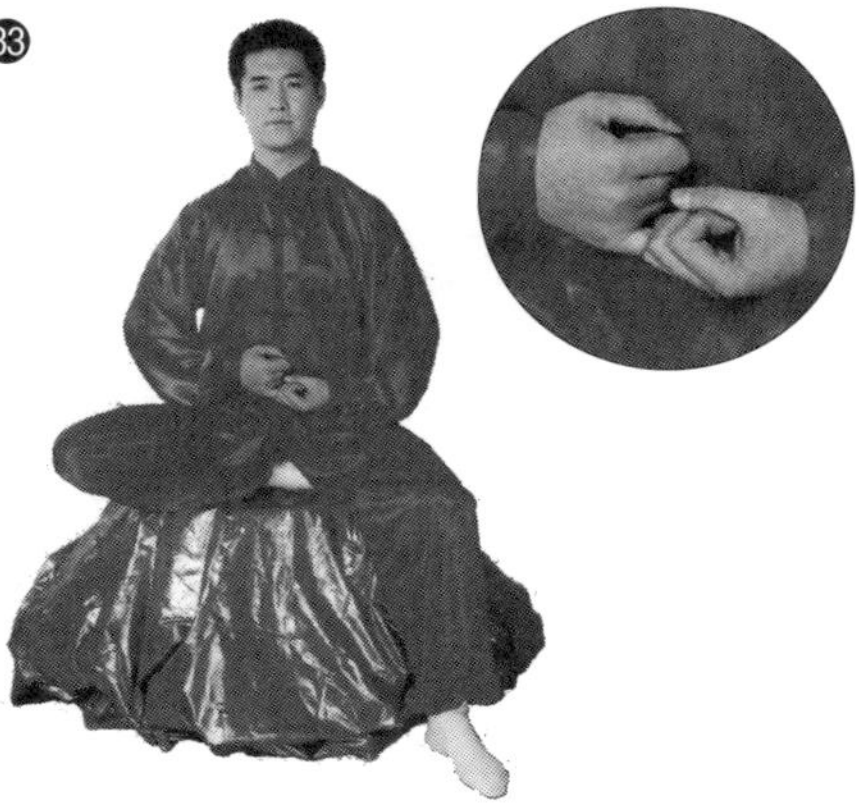

もちろん練功者は、自分の状況に合わせて盤坐式（自然盤、散盤、単盤、双盤）、跪坐式、正坐式、平肩襠式、弓箭襠式、臥式、行式などのどの姿勢で行ってもかまいません。

姿勢を正して椅子やスツールに腰を下ろします。椅子やスツールの高さは、自分の下腿の長さとだいたい同じくらいがよいでしょう。右脚を曲げて、半趺坐（片胡坐）をとり、右足の踵を軽く「会陰穴」に当て、足心は斜め後ろに向けます。左脚は下におろし、左足は床を踏みます。左脚大腿部の二分の一のところを右足足心部の上にのせ、足心部を軽く圧します。曲げている右足の股関節、膝関節、足関節はできるだけ弛めます。左脚は下ろしますが、宙ぶらりんではなくしっかりと床に付けて、落ち着いて座らなければなりません。左右の脚を入れ替えて行ってもかまいません。

関連知識：会陰—陽気は至陰の地で会い、先天の根一気の祖である

会陰穴、またの名を陰蹺庫《いんきょうこ》、鬼門関、地戸、屏翳《へいえい》、海底、下極《かきょく》などと呼び、人体の前後二陰〈尿道と肛門〉の間に位置します。この部位は、人体の最も隠秘な場所であり、また胴体の最も低い位置にあります。よって、「至陰の地」となるのです。人体の陽気は、黄庭〈あるいは胞中、玄牝《げんぴん》〈万物を生み出す門〉、丹田など〉から出て、皆この部位を経て、陽が陰で会うのです。即ち陽気がこの至陰の地で会い集まります。ですからこの部位を会陰と呼ぶのです。

黄庭の具体的な位置に関しては、諸説紛々として、どれか一つを断定することはできません。医家は「胞中」と呼び、道家は「玄牝の門」、「霊空の一竅」と呼び、仏家は「生法宮」、煉気を行う者は「丹田」、内景の修行では「黄庭」などと呼びます。呼び名はいろいろですが、実は一つなのです。すべて人体の先天の気を貯蔵する下腹部の空間を言い、人体の真気の源であり、生命の根源です。習熟した静定の法を用いて、内景に精通しなければ、その詳しい意義を理解することはできません。

奇経八脈の中の任脈、督脈、衝脈の三脈は、みな黄庭から出て、その後下降し同じように会陰穴から出ます。会陰穴からは三つの経脈に分かれてそれぞれ流れていき、全身を潤します。この三つの経脈は、実は源を同じくして、異なる流れになっていますから、「一源三岐」と呼ばれ、会陰穴はこの

三つの経脈の分岐点なのです。そこで、先天の根、一気（真気）の祖とも呼ばれるのです。

会陰穴は、中医学や鍼灸、推拿で、重要な働きがあるばかりでなく、禅修、静坐においても、同様にたいへん重要な役割を果たしています。よって、古代の丹道家たちは、人体の重大奇穴の一つであると考えました。そこで多くの修行の秘法は、皆この部位と関係しています。

人体の真気は下丹田の黄庭から出た後、下行して会陰穴に流れ、会陰穴から三つの主脈、即ち腹部前に行く任脈、背部脊柱に行く督脈、気衝穴から上に行き足少陰腎経に入る衝脈に分かれます。真気はこの三つの経脈を通って進み、全身の経絡に流れ注がれ、全身を潤したのち自然に消えていきます。これは、人の生命活動の正常な生理的な機能を維持するために使われます。このプロセスは、昔の人たちによって「順道」とみなされました。

丹道家の人たちは、「順道」の過程で、真気が全身に流れて消えてしまい、節約して余った真気を元に戻すことができないので、自発的に健康や長寿をコントロールすることができないのだと考えました。著名な丹道の大師張紫陽真人は、その著書『八脈経』の中で、「陰蹺庫が開き、百脈皆動き、散じて返らず」と言い、よって養生や修行をする者に対して、注意すべき方法、即ち「天門は常に開き、地戸は常に閉じる」ことの大切さを教えました。会陰をしっかりと閉じれば、真気によって陰蹺庫が衝き開かれることがなく、自然に背後に向かい、督脈に沿って上昇し、胸の前の任脈に沿って下降し、さらに下丹田、黄庭に戻ると考えました。このような流れは、全身を潤して正常な生命活動を維持することができるだけでなく、真気の消耗を減らし、エネルギーを節約することができます。そして特殊な生命技術を用い、節約して余った真気を体内に貯蔵し、必要なときにそれを動かし、積極的に、主体的に不思議な効果を発揮させることができます。

丹道家たちは、この方法を用いて自らの力で疾病や健康、心身をコントロールし、「我が命は我にあり、天にあらず」と感慨深く叫んだのです。このような方法は、前述した順道とは相反するもので、「逆道」と呼ばれました。古代の著名な丹道大師で、武当派の祖師、太極拳の宗師張三豊真人は、かつて、「順則ち凡、逆則ち仙、ただその中にあって顚倒顚《てんとうてん》」（真気を生命維持に使いきってしまえば凡人、それを逆に、節約して元に戻すことが修道者の選択である）と語っています。

会陰穴は、峨眉内功推拿（即ち峨眉天罡指穴法内功導引按蹻術）では、腎精の欠損の程度を診断するのにも用い、地戸を封じ、天竅を開き、病を治し、健康を保ち、丈夫な身体を作り、練功を行うことにおいても、重要な働きを有しています。

会陰穴は、よくしっかりと閉じられ、真気が陰蹺庫を衝き開くのを防がなくてはいけません。一般の人の気脈の流れは、真気が会陰穴で三本の経脈に分かれ、即ち任脈、督脈、衝脈を流れて全身を潤し、自然に消失します。しかし練功者は練功の中で真気が前後の二陰から漏れるのを自覚するでしょう。その漏れが酷いときには、度々臭わないガスがでる、あるいは眠っている間に、夢を見ないのに射精したり、前立腺液が流れてしまう（前立腺液が、よく不随意に排出する原因の多くは、身体が虚弱であり固摂を失うことにあります）ことなどが度々あったりします。これは真気が陰蹺庫を衝き開いたことによるもので、一般によく見られる現象です。練功者は、注意してください。

心の手印——金鉤印《きんこういん》

心の手印は、金鉤印（図34）と呼ばれます。「峨眉丹医五指五臓五行図」（六三頁図13）の中では、小指は「腎」に属するとします。心臓導引術を練習するときは、あえてこの「腎」に属する小指の動きを用い、手印を腎に属する臍下の下腹部に置きます。これは、伝統功法の中でとくに大切にする「心腎相交」や「坎離相交」、「水火既済」、「壮水の主、以て陽光を制する」（腎水で心火をコントロールする）などの理論を充分に体現しています。この点は、腎臓導引術に、心の「本臓」である心包経の中指を使う「元始印」の理屈と一致します。

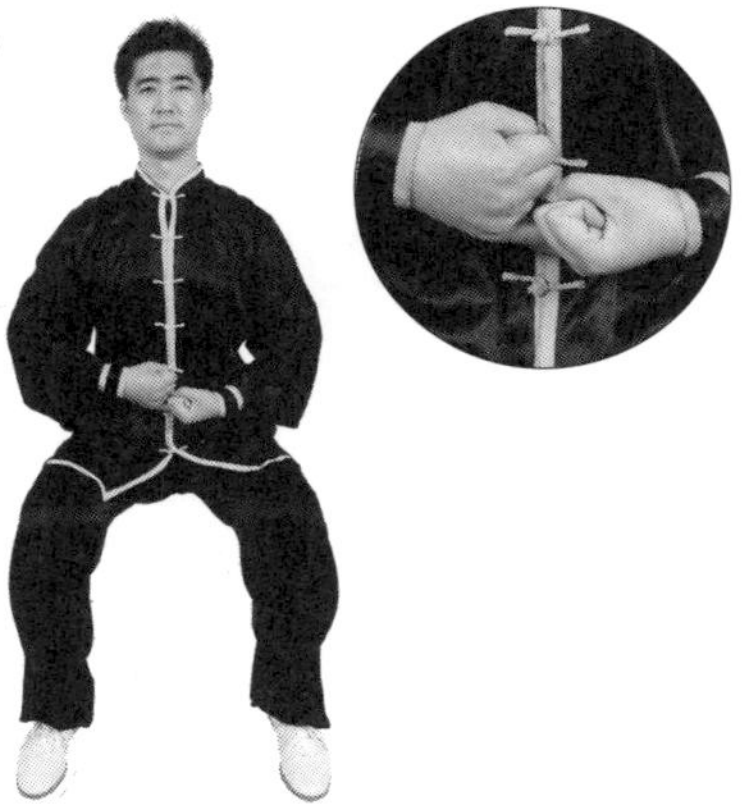
㉞

小指は、手の少陰心経が通る部位であり、両手の小指を交わらせる「金鉤印」は、心経の気血の循環往復を促進するのに有利です。

手印を作るとき、自然に両手を握り、力を入れすぎてはいけません。両手の小指を互いに引っ掛けるようにし、右手の掌心は内側、臍に向け、手の甲は前に向きます。左手の掌心は上を向き、手の甲は下向きになり、両手は九〇度の直角をとった形になります。

関連知識：金鈎印と金鈎勁

金鈎印の手法は、実は峨眉の武術や内功推拿（峨眉天罡指穴法）の手法の一つで、金鈎勁と呼ばれます。広く肝弦（鼻骨の下縁）、井灶穴《せいそう》（両鼻孔）、少海穴や頭部顔面、腕の多くのツボに使われます。古くから伝わる金鈎勁の口訣を、参考のために紹介しておきます。ただし口訣は、入門して師から直接教えを受けるもので、それを学ぶ人が暗唱し、習熟した段階で、師から詳しい解説を受け、さらに理解を深めていきます。また口訣は比喩に深い意味があり、文章や詩文でもないので訳すことができないことをお断りしておきます。

小娘腕上挂金鈎　順水鈎魚順水舟
少海波翻龍斗虎　虾游滋味在心頭
柳梢偃月挂金鈎　月下披弾反復求
見到金花開放処　昏花老眼不須愁
導引陽金出井金　小鈎大指倒提軽
迎随拿托双消息　離合陰陽掌上平

心臓導引術の鍛錬方法

手印を結んだ後、跨鶴坐あるいは自分に合った姿勢を選び、姿勢を正し、心臓の養生楽に合わせて心臓導引術の練習を始めます。

1 方法

第一ステップ：両手で金鈎印を作り、臍下の腹部に軽くつけます。

第二ステップ：息を吸うとき、両手の手印を腹部の動きに合わせてわずかに内へ入れます。息を吐くときは、両手の手印を腹部の動きに合わせてわずかに外へ出します。三回繰り返し練習します。

第三ステップ：息を吸うとき、両手の手印を腹部の動きに合わせてわずかに内へ入れ、同時にZHEN（ヂェン）の音を黙唱します。息を吐くときは、両手の手印を腹部の動きに合わせてわずかに外へ出し、DENG（ダァン）の音を声に出して吟唱します。これを数回繰り返し練習します。

吟唱するときは、意識を集中し、音が心臓や身体の内外すべてで振動するのを静かに体感し、音が身、心、気、行（風格）、境（周りの環境）へ与える影響を観察します。

㉟

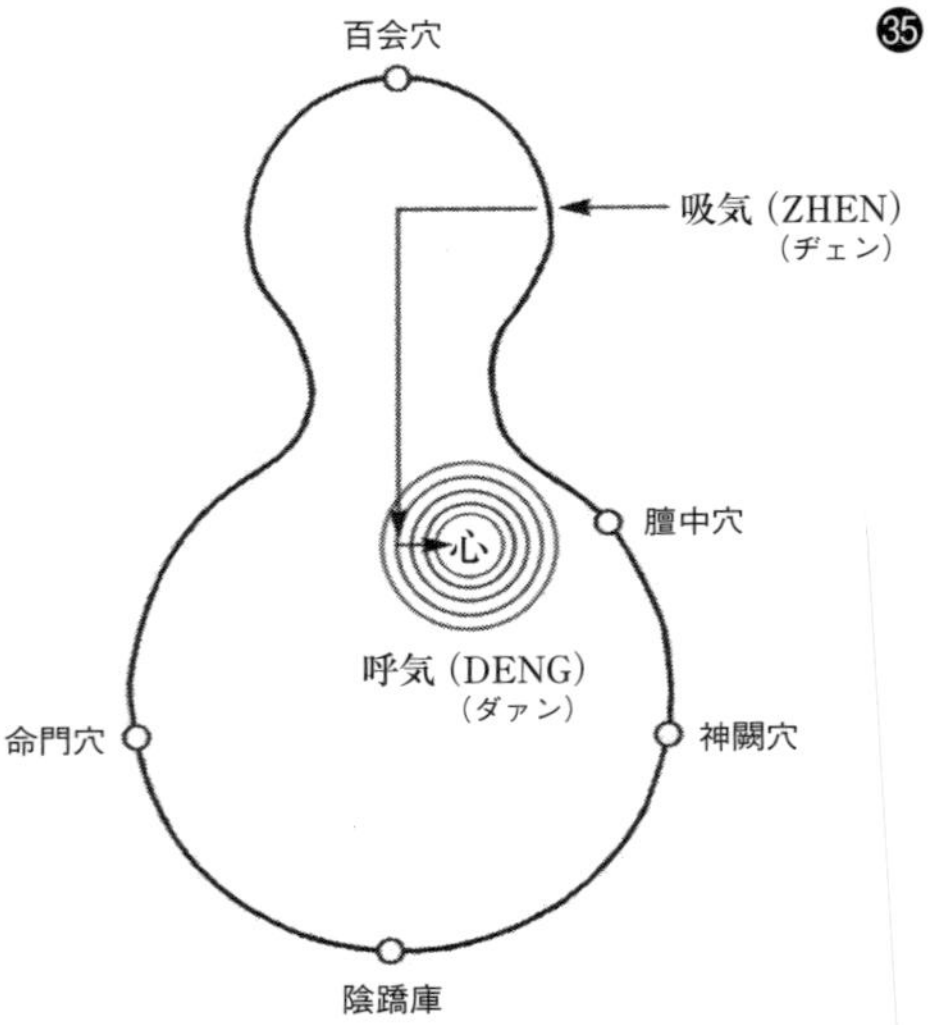

峨眉心臓小煉形吐納音符説明図

2 ポイント

①両手は、ただ腹部に軽くつけ、腹部の起伏に随って上下する（内外に動く）だけで、その位置は移動したり変えたりすることはありません。

②両手を腹部の外側に当てるときは、力を入れてはいけません。呼吸の進行に影響を与えてはならず、なおかつ腹部の起伏に沿わせるように両手を当てます。

③練習する中で、もし呼吸が緊張するのを感じたり、スムーズでなくなったりしたときには、いつでも吟唱を止めて、自然な呼吸に戻して調整し、呼吸が調ってからまた続けて音符を吟唱します。

④音を声に出して唱えるときは、意識を集中し、心臓、全身、さらには周りの環境にまで意識を注ぎます。唱える音が、一音、また一音と続き、その一音一音が、心臓、全身、周囲の環境の中で波動を起こし、その様は、水に石を投じたとき波が広がるのに似ています。

⑤初心者は、息を吸ってZHEN（ヂェン）の音を黙唱するとき、加えて先生や心臓導引術養生楽か

36

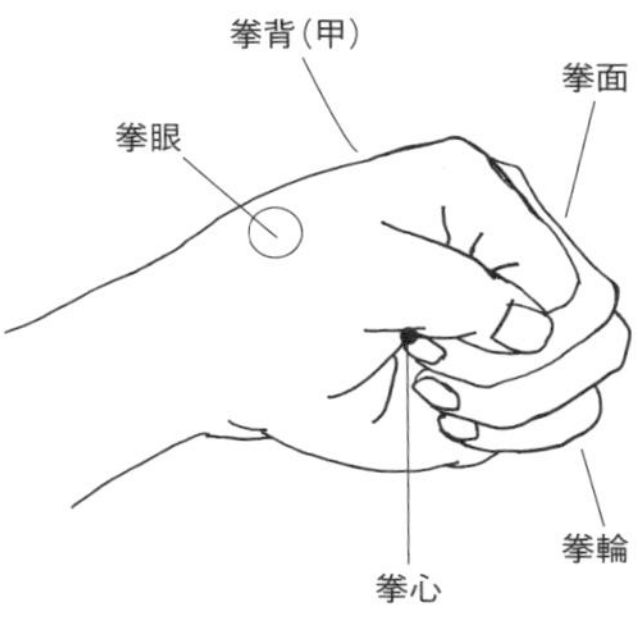

37

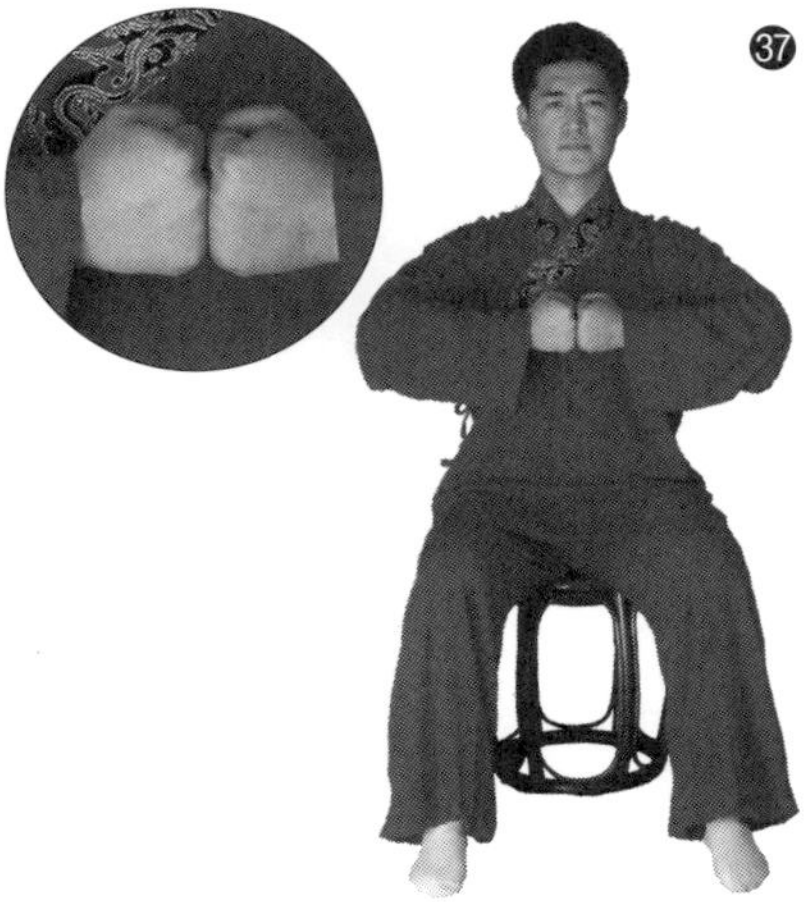

ら発せられるZHEN（ヂェン）の音を静かに聞かなくてはなりません。そして、黙唱し、静聴し、吟唱と思いが一体となり、それが無の境地を照らしているような感覚に至ります。息を吐くときには、DENG（ダァン）の音を吟唱します。

功後導引

1 築拳《ちくけん》

①脚を伸ばして楽にし、姿勢を正して座ります。

②両手を握って拳にし、乳頭と同じ高さにします。掌心は胸に向け、拳眼は上に向けます。両拳の拳面をつけます。

③両手の中指の背を互いに押しあいます。軽く力を入れて押し、その後力を弛めます（図37）。

これを三回繰り返し、内臓の気機を内に戻します。

中指は手の厥陰心包経ですから、両手の中指の背を、

㊳

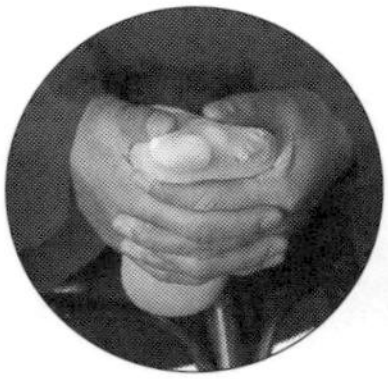

㊴

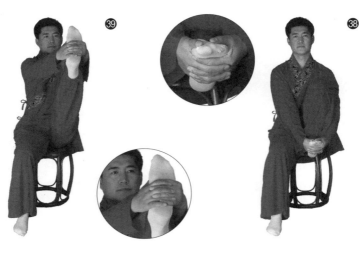

力を入れて押し合ったり、力を弛めたりすることによって、心臓、胸腔やひいては全身の緊張弛緩が交互に行われることになり、心臓ないし全身の気血の流れを促進させます。

2 龍蹬《りゅうとう》

①両手の十指を交差させて組み、左足（湧泉穴）で掌中（労宮穴）を踏みます（図38）。

②足を外に向かって踏み出すように突っ張り、手は足をつかんで内に入れようとします（図39）。これを三回繰り返します。次に右足も同じように行います。このとき、口を閉じ、砫舌します。

両手の労宮穴（手の厥陰心包経）は五臓では心に属します。両足の足心の湧泉穴は腎に属するので、両手で両足を抱き込むことは、手足の鍛錬になり、「心腎相交」、「水火既済」の作用が働きます。心臓導引術の中に腎に属する腰や足の練習が加わることは、心、腎二臓間の密接な関係を物語っています。

合わせて練功できるその他の導引術

心臓導引術は、以下の導引術と合わせて行うとその効果が倍増します。
峨眉十二荘：天字荘、鶴翔荘、拿雲荘、心字荘の部分動作
少林達摩易筋経十二式：韋駄献杵勢《いだけんしょせい》、摘星換斗勢《てきせいかんとせい》、倒拽九牛尾勢《とうえいきゅうぎゅうびせい》、出爪亮翅勢《しゅっそうりょうしせい》
二十四節気導引術：啓蟄（驚蟄）、清明、穀雨、立夏、小満、芒種、夏至、大雪などの節気導引術
健身気功・六字訣：呵字訣。
峨眉伸展功：頸項式、肩肘式、腕指式、揺頭擺尾式、双角式、展腿式
「吽」（HONG）（ホン）字訣：もし発作的な急速な心拍を伴う心臓病があるときは、「吽」（HONG）（ホン）字訣を発すれば、急速な心拍を制止することができます。
単呼不吸法：長期的に寝汗を伴う心臓病があるときは、峨眉九息法の中の単呼不吸法を加えて練功するといいでしょう。寝る前に二〇～三〇回呼吸します。
外敷薬物法：長期的に寝汗を伴う心臓病があるときは、五倍子《ゴバイシ》、凌霄花《ノウゼンカズラ》、紫花地丁《シカジチョウ》を同量細かく粉末にし、そこにできれば麝香を加減して少量加え、温水もしくは自分の唾液で直径二センチくらいに

丸め、神闕穴に絆創膏で貼って固定します。とてもよく効きます。

心臓の保養に用いるツボ

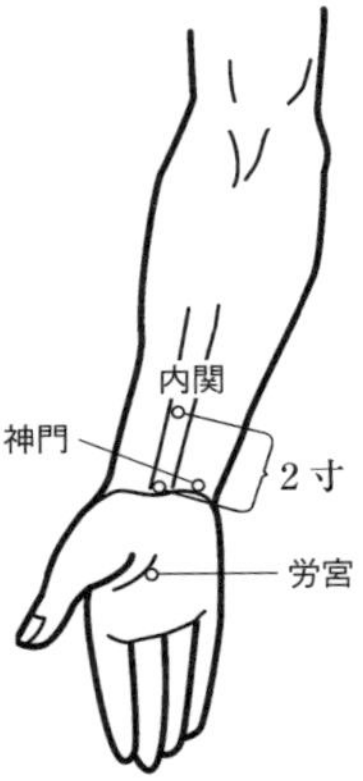

㊵

1 内関穴《ないかんけつ》

内関穴は手の厥陰心包経に属し、手の少陽三焦経の外関穴と対応し相通じています。手の厥陰心包経は八脈交会の一つです。

内関穴は（図40）、前腕の内側、手首の横紋から上二寸（六センチ）、両筋の中間に取穴します。

主に、不眠、胸脇痛、赤ら顔、胸脇部のつかえと脹れ、精神錯乱、心臓の痛みと動悸、不整脈、無脈症、胸痺（胸がつまって痛む）、胸苦しさ、喘息、癲癇、胃痛、嘔吐、赤面耳痛、黄疸、上肢麻痺、半身不随、脳卒中による意識不明、上肢の神経痛、手の無力感などの治療に用います。

2 労宮穴《ろうきゅうけつ》

労宮穴は、手の厥陰心包経に属し、経気の気脈が流れるところで、滎火穴です。心包経と心経が交わり、そこから分かれて陽経に流れる要穴です。また導引、行気、布気（気を広く行き渡らせる）にも重要な竅穴です。労宮穴は、掌心の横紋の中にあり、中指と薬指を掌心側に曲げて握り、両指先が当たる中間の陥凹部の、手で脈動を感じる部位に取穴します。

主に、動悸、イライラ、狭心症、掌心が熱いなどの治療に用います。

3 神門穴《しんもんけつ》

神門穴は、手の少陰心経に属し、気脈が注ぎ込むところです。手関節掌側横紋の尺側《しゃくそく》、尺側手根屈筋腱の橈側《とうそく》の陥凹部に位置します。昔の人は、手の後部豆状骨の端の陥凹部に、手を内転させ骨を開いて取穴すると言いました。

主に、不眠、精神の錯乱状態、癲癇、ヒステリー、健忘、喘息、便秘、頭痛、めまい、痴呆など、またおよそ心気が実である状態、たとえばイライラ、狭心症、赤面、手の平が熱いなどの症状の治療に用います。

4 心兪穴《しんゆけつ》

心兪穴は足の太陽膀胱経に属し、心臓の気機が背部の体表に流れ出る重要なツボです。背部、第五胸椎棘突起《きょくとっき》の下、横に一寸五分（約四・五センチ）に取穴します。

主に、狭心症、動悸、咳、吐血、不眠、健忘症、寝汗、夢精、癲癇などの治療に用います。

41

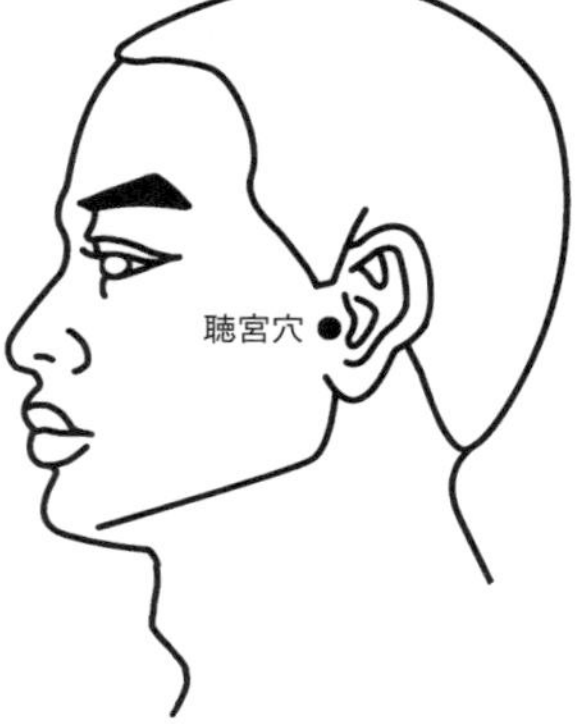

5　所聞穴《しょもんけつ》

所聞穴は、手の太陽小腸経の聴宮穴（図41）で、口を開けるとくぼむ耳の正中と下顎骨の関節突起の間の陥凹部に取穴します。峨眉医学では、このツボは耳の奥に応じているので、主に聴力を主《つかさど》る、と考えます。よって「所聞」と呼ばれるのです。また、丹道九大奇穴の一つで、心経や小腸経、腎経、肺経、脾経、肝経の陰陽の気機が流れ集まる場所であり、三陰三陽の経脈の真気が、身体の表皮の経絡である浮支から体内の臓腑間をつなぐ経絡である里支に入る重要なツボでもあります。養生家が所聞穴と名付けたのは、大、小導引で龍雷《りゅうらい》の火（肝の気）をコントロールするときに必ず用いる要穴だからです。

古い導引術の中にある鳴天鼓《めいてんこ》、抜耳など皆これに関連しています。このツボは耳の奥の「深部」にあるので、鍼灸では届きません。「通天勁」の手法を用いて取穴する必要があります。他には、そこに芦管灸《ろかんきゅう》（竹管の温灸）、霊磁《れいじ》、鉄釘療法《てつしんりょうほう》（鉄釘を口の中に入れ、外から磁石を近づける磁力を用いた治療法）などを用いることができます。

主に、耳鳴り、聴力障害、不眠、多夢、また導引術によって起こった気が元（丹田）に戻らない状態、肝の気が間違った昇り方をした状態、頭部のふるえ（振戦）、意識が朦朧とした状態などの治療に用います。

心臓が好む食物

中医学の伝統理論によると、心臓によい食物には以下のものがあります。

穀類：小豆、小麦

肉卵類：羊肉、卵黄

水産類：銅亀（成長すると甲羅が銅色になる亀）

野菜類：韮、苦菜《ニガナ》、ノビル

果物：スモモ、沙棘《サジー》、杏子

ドライフルーツ：ハスの実

滋養補助類：柏子仁《ハクシニン》

薬草類：菖蒲、ハッカ、麦門冬《バクモンドウ》、天門冬《テンモンドウ》、鮮生地（鮮地黄）

第三楽章

脾臓導引術

GONG（ゴン）、GUO（グオ）

後天の本を健康で旺盛にする

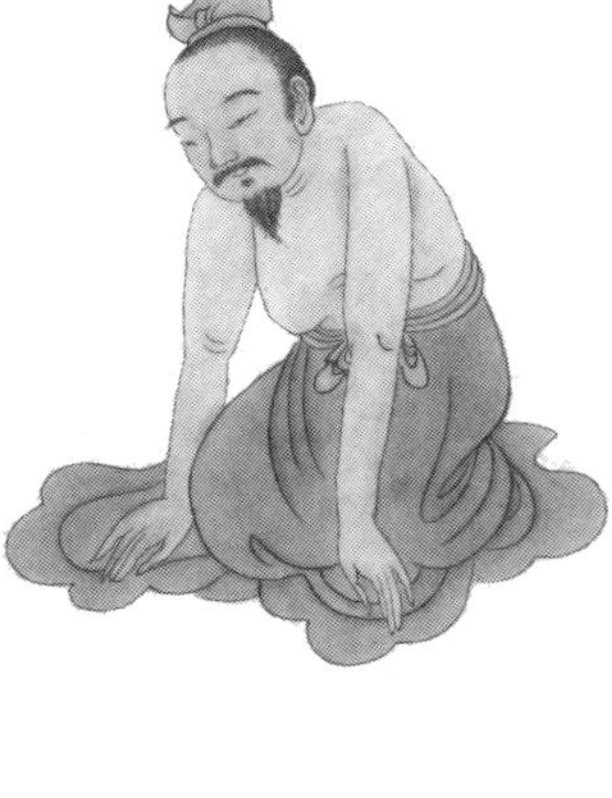

合和之力　運化之功
健脾和胃　食欲倍増

脾は、人体の中では中心となる重要な部分であり、気血の生化や飲食した栄養の運化、心腎機能の調節、肝肺機能の調節は、すべて脾と密接な関係をもっています。脾胃は人体の後天の本、気血の生化の源です。

『丹医語録』陰陽大論品第一の中に、「脾は諫議の官にして、周《あまね》く（問題の）出所を智《し》る。五行では土に属し、方位は中央、八卦においては坤である。脾は坤土の気を得、土の精となる。先天の己土と後天の艮土（胃）は皆生化を主り、土の厚生博大（広く豊かに生み出す力）を彰《あきら》かにする」とあります。

脾臓の主要な生理機能は、水穀、水液を運化し、栄養物質をエネルギーに変え、全身に送り、気の漏れないように保持しようとする作用で、血液の流れを主ることです。脾の志は思、涎《よだれ》を液とし、体は肌肉に合し、四肢を主り、口に開竅し、その臓の機能が外に現れたところは唇にあります。

脾臓システムの疾病でよくみられるものに、腹部膨満、腹脹、腹痛、少食、便溏《べんとう》（泥状便）、四肢倦怠感、黄疸、脱肛、崩漏《ほうろう》（不正性器出血）、紫斑病などがあります。

脾臓システム疾病のよく見られる主な弁証分類型には、脾気不足（脾に供給される気が不足している状態）、脾陽不足（脾気虚よりも気の不足が深刻化した状態、気の身体を温める作用が低下した状態）、水湿中阻（水湿が脾胃に停滞した状態）、陰実中満（脾気が極端に少なくて、水湿が内停している状態）、脾陰虧虚《ききょ》（脾に津液不足が起こっている状態）などがあります。

脾胃は、人体気機の昇降出入の要です。脾胃の納運（消化、吸収、運搬）機能が正常であれば、水穀の精微な物質が充分できて営衛（営気は澄んで経脈の中を流れ、衛気は経脈の外を流れる）が協調し、五臓を穏やかに整え、身体の機能が正常になります。もし脾胃の気機の昇降が失調する、あるいは昇降が過ぎる、昇降が及ばない、昇降が逆になるなどの状態になれば、消化機能が乱れるだけでなく、他の臓腑に影響を及ぼし、多種の病症を生みだします。脾胃システムの病症に対しては、気の昇降の調節が、最もよく用いられる治療方法です。

脾胃の調整は、老化防止の鍵であり、脾胃が強く健やかであれば、飲食も正常になり、気血津液の源を有し、五臓六腑、精神は養われます。よって病を予防し、また老化予防も可能なのです。脾胃の調整は、「虚は補い、実は瀉す」のが原則であり、補っても壅《ふさ》ぐことなく、瀉しても正〈気〉を傷つけないように努めます。

内景の功夫〈内視の実力を養う〉の観点で言えば、脾の働きはたいへん重要です。五行論、気化論では、脾は先天の土臓であり、後天の母に変化し、意識を主り、諫議を生む機能の働きがあるので、昔は「三五帰一」〈左の肝と右の肺を調整するのが真ん中の脾であり、上下の心と腎を調整するのも真ん中の脾である。横に並ぶ肝脾肺の三と縦に並ぶ心脾腎の三はその真ん中の脾に帰する。また五臓においても真ん中の脾に帰一するため、三五帰一という〉の煉土〈煉脾〈脾の鍛錬〉〉方法を強調しました。また「意馬《いば》」に喩えられ、飼いならすのが難しいと言われています。脾はまた五色では黄色で、よく動き、仲人のような働きをするので黄婆とも呼ばれ、その両者をとりもつ役目が目立っていて、とくに心と腎、肝と肺の調和に対して重要な働きをします。もし脾臓に病があると、他の四臓の気、血、津液の相互変化や代謝に影響を与えます。よって、脾臓が患えば、すぐに薬物治療に、飲食摂取の調整や導引の練習を合わせて行うべきです。日頃から脾の保健や養生に留意し、毎日規則どおりに練功し、さらに飲食摂取の調整に注意すべきです。

脾臓の音符——GONG（ゴン）、GUO（グオ）

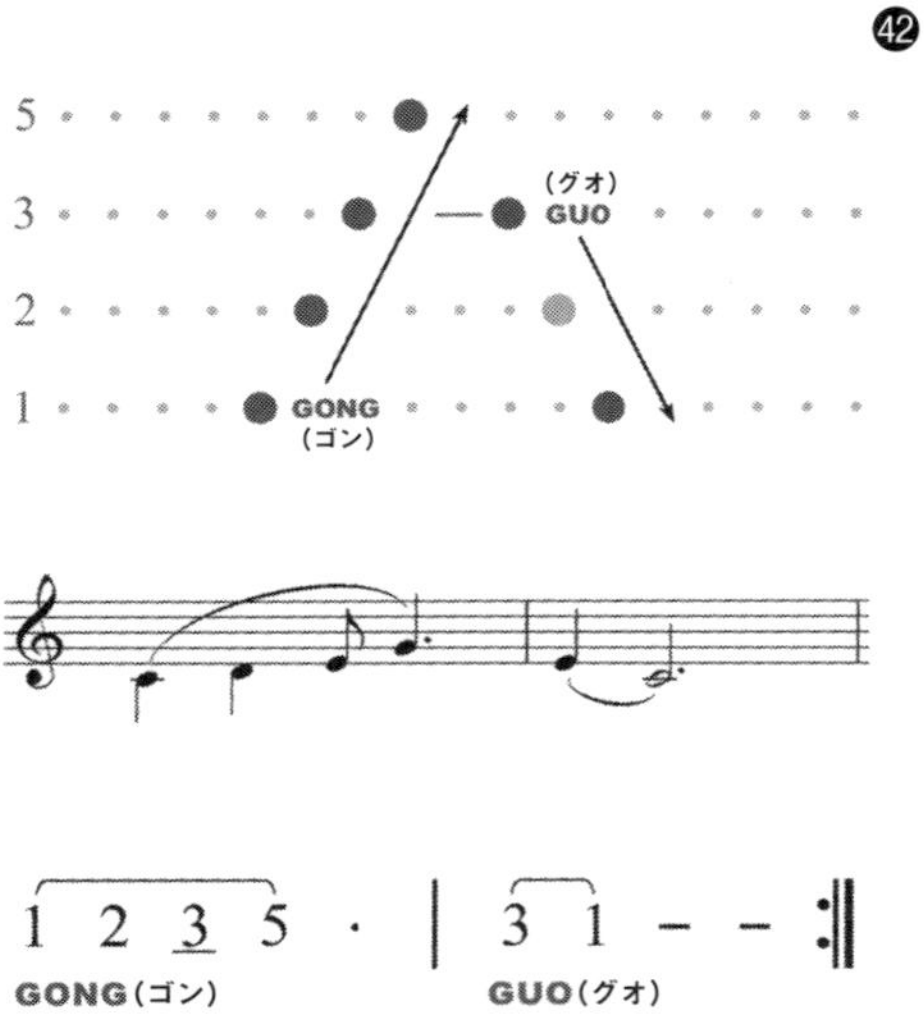

脾臓養生楽吟唱図

脾の音符は、古代では「坤宮梵音《こんぐうぼんおん》音符」と呼びました。坤宮とは、脾臓は五行では土に属し、八卦学説では中央の坤位に位置するという意味です。脾の音符（音）は土性が発する「歌声」が韻律になっています。この種の韻律は脾臓から発せられ、その物質の根源を有するので、符は直接脾臓に達し、単独に脾臓や全身に対して作用を及ぼします。

気を練ずる人は、脾臓を先天の土臓となし、坤土は、万物を生み出し育むという厚生の徳があるので、いつも専《もっぱ》らに脾臓の鍛錬を行い、止めることはありません。また後天の胃の鍛錬も合わせて行い、日常的に練習をします。脾の音符は、まっすぐで重厚で広がりをもち、突き抜ける力がたいへん強く感じられます。脾臓養生楽の吟唱図は、図42のとおりです。

息を吸うときは、GONG（ゴン）の音を黙唱します。GONG（ゴン）の音を長く延ばし、旋律とリズムを変化させながら、口をあけて息を吸います。

息を吐くときは、GUO（グオ）の音を声に出して吟唱します。GUO（グオ）の音を長く延ばし、旋律とリズムを変化させながら、口をあけて息を吐きます。

GONG（ゴン）は鼻音で、その「剛」（つよさ）を用います。GUO（グオ）はあごの下、喉の両側が振動する音でその「柔」（やわらかさ）を用います。

脾臓の音符を練習するときには、「単転一音」をその規格とし、直接その音を唱え、「剛」と「柔」の二種類の気を用いて、細く長い音を引き出します。吐いて吸う度に、音は、直接脾臓に伝わります。

脾臓養生楽——合《ごう》和《わ》

脾臓の音符はGONG（ゴン）とGUO（グオ）です。この音は重厚で落ち着いた音であり、ゆったりとした広がりがあり、また突き抜ける力を多く有しています。

曲は大地のように重々しく広くゆったりした塤《けん》（土笛）の音色と、清新で耳に心地よい箏の音色を中心として、トライアングルや太鼓の打楽器の音が入ります。曲全体が、軽やかで楽しいですが、重厚さも失っていません。厳粛で優雅で、かつ広大な勢いを併せもちます。よって、人体の後天の本、気血が生まれ変化する源であり、また混化合和の力もあり、消化と栄養分の配布をつかさどる脾胃の気と相通ずるのです。よって曲名を「合和」としました。字訣は、

合和之力　運化之功

健脾和胃　食欲倍増

です。常にこの音楽を聴き、この音符を吟唱すれば、脾胃を整え、食欲を増進し、気血の巡りをよくし、疲労を取り除き、体質を改善し、ストレスを緩和するなどの一助になるでしょう。

脾の姿勢──自在坐《じざいざ》

脾臓の導引術の練習に使う姿勢を、昔の人は自在坐と呼びました（図43）。

中国のほとんどの仏教寺院では、山門をくぐると遠くの正面に大きなお腹で座っている弥勒仏が見えます。胸や腹をあらわにして満面の笑みで、片足を胡坐にして座っている。その姿は超然とし、ゆったりとし自由自在です。脾臓導引術の「自在坐」式は、弥勒仏の座った姿勢と同じなので、ここから名付けられたのかもしれません。中医学では、思いは脾を傷つけ、心が寛《ひろ》いと身体は太いと言います。私たちは、弥勒仏に学んで、脾を健康にするだけでなく、人生を笑って見る態度を、身につけたいと思います。太っ腹はよく受容し、天下の受け入れがたいことも受け入れます。口を開け、笑う、世間の可笑し

㊸

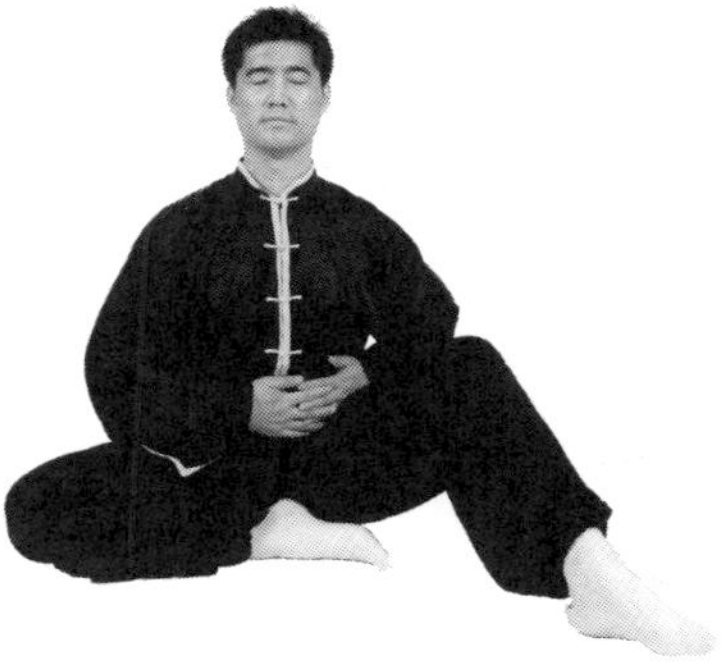

い人を笑います。口を開け、昔を笑い今を笑い、すべてのことを一笑に付すのです。太っ腹はよく受容し、天を受け入れ、地を受け入れ、己に受け入れられないものは何もないのです。古今を笑い、東西を笑い、南北を笑い、出入を笑い、自分がもともと無知であることを笑います。事物を観《み》、天地を観、日月を観、去来を観、いろいろな人を観ます。ただ「観」するだけです。

姿勢を正し、右脚を曲げ、右足の踵を軽く「会陰穴」に当て、右足の足心を斜め後ろに向け、半胡坐（片胡坐）にします。左脚は膝を曲げて足底で床を踏み、左膝蓋骨が左乳に相対するようにします。

曲げた右脚は、股、膝、足関節をできるだけ弛めます。左足の位置の遠近は自分で調節し、左足でそれ専用に用いる座布団を踏んでもよいでしょう。それぞれの状況に合わせて決め、すべて快適であることを、その程合いとします。左右の脚を交換して練習することはありません。

関連知識：活発自在、道法自然

活発自在、道法自然は、練功のプロセスではすべての原則です。動功でも静功でも、これを守らなければなりません。脾臓の導引術の姿勢は、この原則を充分に体現しています。

私たちは、よく「規矩《きく》（コンパス・物差し）を以てせずんば、方円を成す能わず」（決められた規則に基づいて行わなければ、事はうまく運ばない）と言いますが、これは、練功のプロセスにおける段階においても言えることです。この段階が、正しく、自然の法則に則っていなければいけません。規律というのは総括、つまり最終的に導き出された結論なのです。峨眉十二荘を例にとると、練功者は、必ず順序を踏んで、徐々に進めていく必要があります。気持ちが浮わついたり、ざわついたり、段階を飛び越えてはいけません。必要な実力が養われてくると、自然にレベルアップしていき、その中にある働きが体感できるのです。いわゆる「功は自然に成る」とは、自然の規律に順応して、実力が培われ、レベルが上がっていくのです。

峨眉十二荘は、套路《とうろ》の動きと呼吸吐納、意念（意識）を合わせた功法です。その各荘式には、厳格に分けられた段階があります。初乗、二乗、三乗の三つの練習方法に、それぞれ、小、中、大乗の三つの段階があり、合計九つの練習方法を段階的に進み、さらに九九帰一と言われる統合的な段階に達して申し分ない実力が得られるのです。初乗の練習方法は、「神と荘を合わせる」ので、練習時に、意識を套路の動作の操作に集中させ、一挙一動を標準に合わせなければならず、いい加減であったり、適当に動きを変えてはいけません。二乗の練習方法は、「神と気を合わせる」ので、練功者は、套路の動作ができていることを基礎として、「嘶」（si ス）、「嘿」（hei ヘイ）、「嘘」（xu シュ）など多くの吐納運気の口訣の練習を加えています。このとき、練功者は、意識を、これらの口訣の操作に集中することが求められます。三乗の練習方法は、「神と脈を合わせる」です。前の二つの段階の鍛錬を経て、気血の流れはスムーズになり旺盛になり、丹田の真気も充満しています。このとき、練功者は丹田に熱い流れが生まれるのを自覚します。この流れは、陰蹺、尾閭から脊柱に沿って上がっていきます。この熱い流れを、昔の人は、「脈動」と呼びました。このとき、練功者は、意識を「脈」に集中し、その意識は「脈」に随って動き、神と脈が一致して流れます。この流れを、けっして勝手に意識で引っ張ったりしてはいけません。そのようにできれば、偏差の発生を防ぐことができるのです。

このような、順序を守り、よい習慣とよい体質が形成されると、「心の欲するに随《したが》えども、矩《のり》を踰《こ》えず」という、活発自在なレベルに達するのです。たとえば、呼吸が自然に細く、軟らかく、長くなるような状態です。故意に、力尽くで、呼吸を長くしたり細くしてはいけません。自然に順応し、どれだけ長く、どれだけ細くするかは、ちょうどよいところで納まるのです。長く鍛錬を積んでいくと、自然に「在《あ》るが若《ごと》く、亡《な》きが若し」という最高のレベルに達します。身体の自在と、そこから湧き上がって用いられる活発さ、生き生きした姿は、「体」と「用」が一つになっており、「活発自在」、「道法自然」（『老子』の「人は地に法《のっと》り、地は天に法り、天は道に法り、道は自然に法る」による。道のあり方が自然そのもので天地も人もそれを模範とする）のことわりを充分に体現しています。

脾の手印——真臓印《しんぞういん》

脾の手印は真臓印と言います（図44）。人体にとって、脾は後天の本で、人体の「形質」（形）の始

44

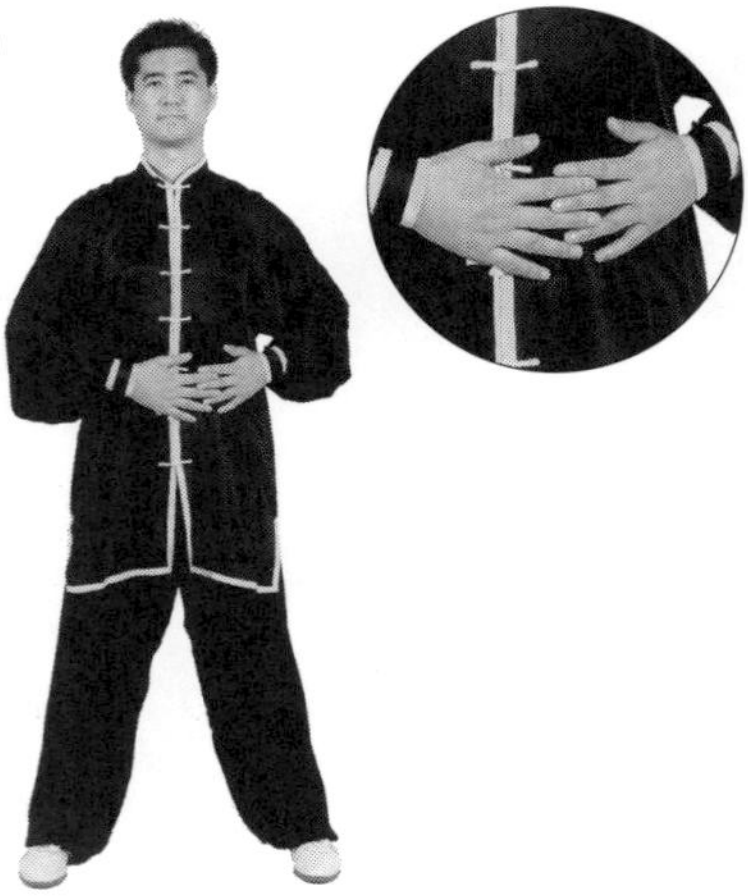

まりなのです。ですから広い意味で言えば、私たちの五本の指は、すべて脾に属すると言えます。よって脾臓導引術の手印は、十指と手全体を使います。

手印を結ぶときは、両手をまっすぐに伸ばし、指を自然に交差させ、掌心を内に向け、左掌心を左側の章門穴に軽く当て、右掌心を臍の神闕穴《しんけつけつ》に軽く当てます。

身体全体の姿勢、手印も逍遥自在を原則とし、堅苦しさや心地悪さを感じてはいけません。

心は五行では火に属し、脾は五行では土に属します。火は土を生みますから、心は脾の母であり、心と脾は母子の関係にあります。心は血脈を主ります。脾は統血を主り、また気血生化の源です。脾臓導引術の手印は、右手掌心を臍の神闕穴に軽く当てます。掌心は、五臓では心に属します。神闕は脾に属すので、このように合わせると、心と脾でまさに母子の相生の作用を発揮します。

また、肝は五行では木に属し、心は五行では火に属します。木は火を生ずるので、肝は心の母であり、肝と心も母子の関係にあります。脾臓導引術の手印は、左手掌心を章門穴に軽く当てます。掌心は心に属し、章門穴は肝経であり、同時にまた脾臓の募穴です。よって、このように合わせると、また同じように母子の相生の作用を生みだすのです。

手印を結んだ後、自在坐あるいは自分に合った姿勢を選び、姿勢を正し、脾臓の養生楽に合わせて脾臓導引術の練習を始めます。

脾臓導引術の鍛錬方法

1 方法

第一ステップ：両手で真臓印を結び、両手を自然に交差し、掌心を内に向け、左手の掌心は左側の章門穴に合わせて当て、右手の掌心は臍の神闕穴に合わせて当てます。

第二ステップ：息を吸うとき、両手の手印を腹部の動きに合わせてわずかに内に入れます。息を吐くときは、両手の手印を腹部の動きに合わせてわずかに外へ出します。これを三回繰り返し練習します。

第三ステップ：息を吸うとき、両手の手印を腹部の動きに合わせてわずかに内に入れます。同時に脾の音符 GONG（ゴン）を黙唱します。息を吐くときは、両手の手印を腹部の動きに合わせてわずかに外へ出します。同時に脾の音符 GUO（グオ）を声に出して吟唱します。これを数回繰り返し練習します。

吟唱するときは、意識を集中し、音が脾臓や身体の内外すべてで振動するのを静かに体感し、音が身、心、気、行、境へ与える影響を観察します。

㊺

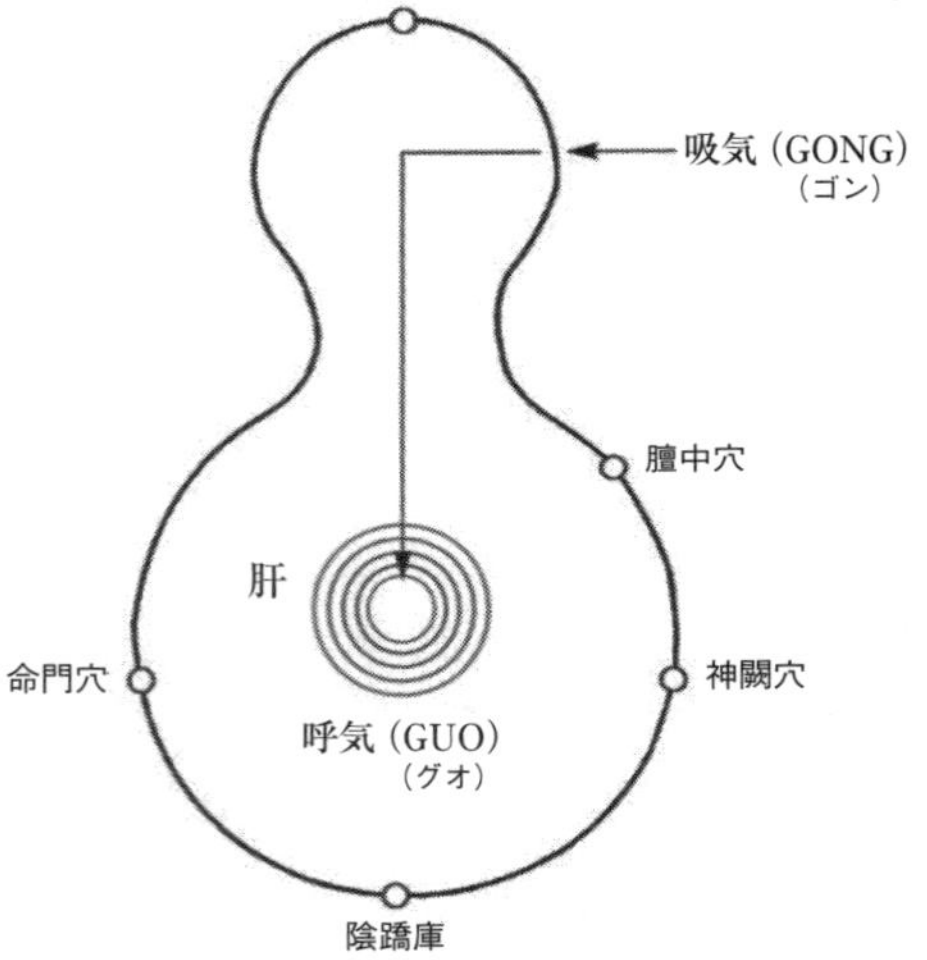

峨眉脾臓小煉形吐納音符説明図

２ポイント

①両手は、ただ腹部に軽くつけ、腹部の起伏に随って上下する（内外に動く）だけで、その位置は移動したり変えたりすることはありません。

②両手を腹部に当てるときは、力を入れてはいけません。呼吸の進行に影響を与えてはならず、なおかつ腹部の起伏に沿わせるように両手を当てます。

③練習する中で、もし呼吸が緊張するのを感じたり、スムーズでなくなったりしたときには、いつでも吟唱を止めて、自然な呼吸に戻して調整し、呼吸が調ってからまた続けて音符を吟唱します。

④音符を吟唱するときは、意識を集中して、脾臓、全身から周りの環境にまで意識を傾注します。唱える音が、一音、また一音と続き、その一音一音が脾臓、全身、周囲の環境の中で波動を起こすことに思いを凝らします。また（指を）交差させて脾臓の外と臍に当てた両手は、吐納剛柔の音調に随っ

て、わずかに呼応して動きます。しかし左脚が左手を挟んでいるからといって、強く押さえてはいけないし、また弛めすぎてもいけません。緊張でも弛緩でもなく、自然な状態を標準とします。

⑤初心者は、息を吸ってGONG（ゴン）の音を黙唱するとき、加えて先生や脾臓導引術養生楽から発せられるGONG（ゴン）の音を静かに聞かなくてはいけません。そして、黙唱し、静聴し、吟唱と思いが一体となり、それが無の境地を照らしているような感覚に至ります。息を吐くときには、GUO（グオ）の音を吟唱します。

功後導引

1 熊蹲《ゆうそん》

①左脚を伸ばし、右脚は膝を曲げて座り、両手で左足の足底と爪先を握ります（図46）。

②顔を上げ、腰を伸ばす。このときつま先は内側に入れ、そこで少し停めます（図47）。

③頭を低くし、上体をかがめます。このとき、爪先は前に伸ばし、そこで少し停めます（図48）。

④このように頭を上げて上体をかがめることを三回繰り返します。

⑤両脚を伸ばし、呼吸を整え、少し静かに座ります。

同じように右脚の練習をします。動作の要領は同じで、反対側を行います。

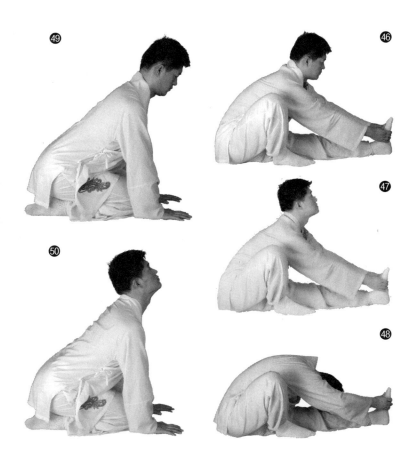

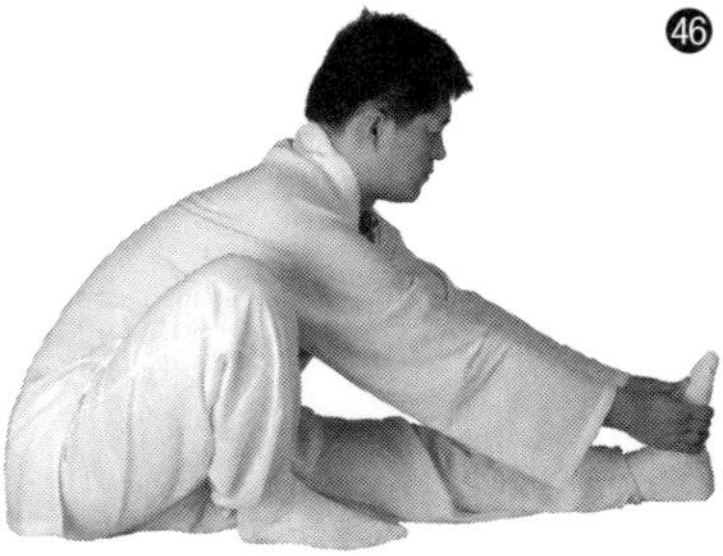
46

47

48

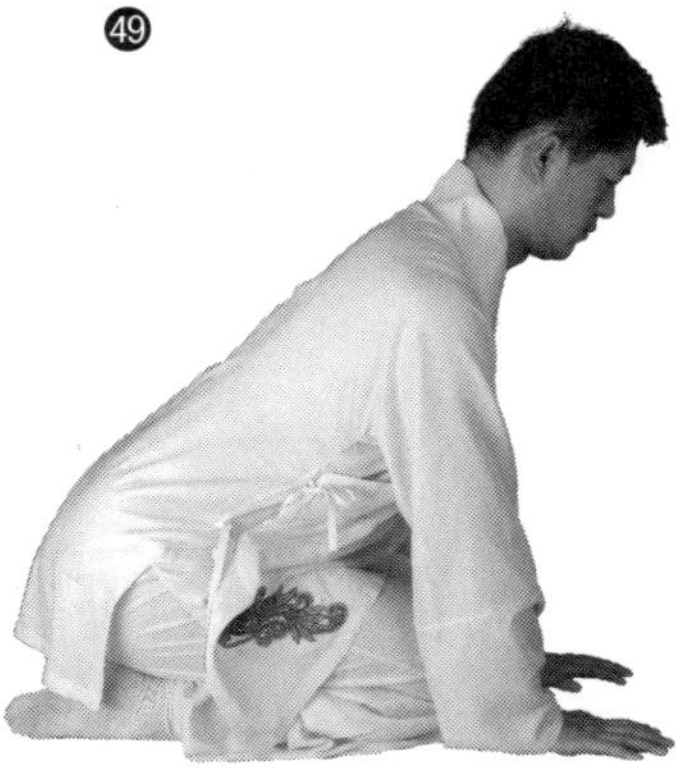
49

50

2 虎視《こし》

①両膝を曲げて跪《ひざまず》きます。両手は膝の前の床につけます（図49）。

②顔を上げて腰を伸ばし、「虎視」（両眼を丸くしてしっかり見開く）で前を見ます。そこで少し停めます（図50）。

③頭部と臀部を左に揺らし、首をひねって頭を回し後ろを見ます。そこで少し停めます（図51－1）。

④元の姿勢に戻し、②のとおりにします。

⑤次に頭部と臀部を右に揺らし、首をひねって頭を回し後ろを見ます。そこで少し停めます（図51－2）。

⑥元の姿勢に戻し、②のとおりにします。

①～⑤までの動作を左右三回ずつ繰り返します。

51-1

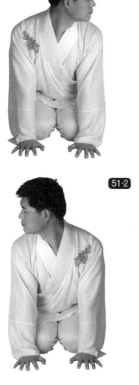

51-2

合わせて練功できるその他の導引術

脾臓導引術は、以下の導引術と合わせて行うとその効果が倍増します。

峨眉十二荘：地字荘、鶴翔荘、小字荘、幽字荘の中の部分動作

少林達摩易筋経十二式：九鬼抜馬刀勢《くきばつばとうせい》、三盤落地勢、打躬撃鼓勢、掉尾揺頭勢

二十四節気導引術：小満、小暑、大暑、立秋などの節気導引術

健身気功・六字訣：呼字訣

峨眉伸展功：揺頭擺尾式、旋腰式、双角式、展腿式、左顧右盼式

脾臓の保養に用いるツボ

1　三陰交《さんいんこう》

三陰交穴は足の太陰脾経に属し、足の太陰脾経、足の少陰腎経、足の厥陰肝経の三本の陰経が集まって交わるところなので、この名が付きました。

三陰交は、下腿の内側、内踝《くるぶし》頂点から三寸（約九センチ）上がったところ、脛骨の内側後ろに取穴します（図52）。

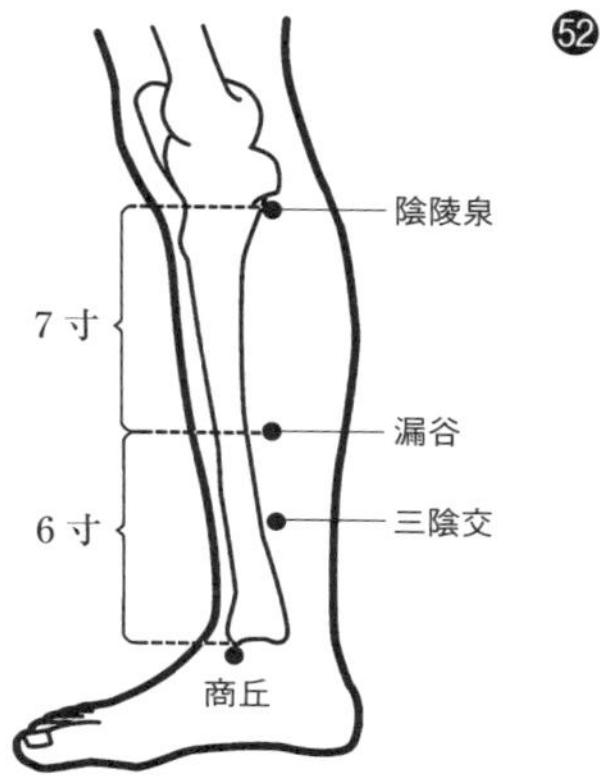

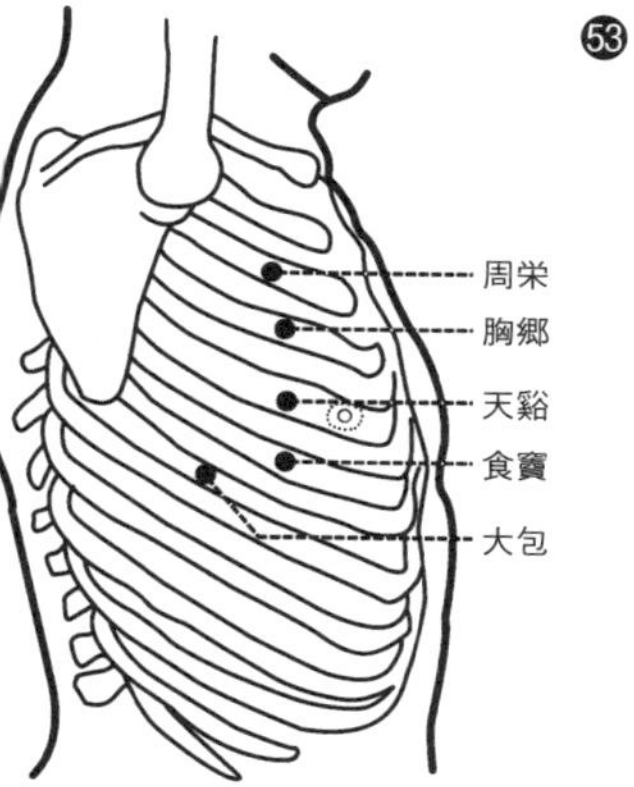

主に、陰虚火旺（陰液の不足により相対的に気が多くなった状態）、上重下軽（頭重脚軽）、めまい、頭痛、脾虚泄瀉、腹部の脹れ、食欲不振、足の浮腫、痿症《いしょう》（萎え）、小便不利、麻痺による痛み、不眠、月経不順などの治療に用います。

2　大包穴《だいほうけつ》

大包穴は、足の太陰脾経に属し、脇の淵腋穴《えんえきけつ》の下三寸（約九センチ）に取穴します（図53）。このツボは陽明を巡り、肺に絡んで五臓を潤し、広がって脾と胰《い》（膵臓）の二宮に用い、散精化気（精を散じ気に化する）の働きをします。主に、全身の痛み、全身の関節の弛みの治療に用います。

3　天枢穴《てんすうけつ》

天枢穴は、足の陽明胃経に属し、また手の陽明大腸経の募穴でもあります。このツボは清濁を分けることを司ります。『黄帝内経素問』六微旨大論に、「天枢の上は天気之を主り、天枢の下は地気之を主り、気交の分は人気之に従い、万物之

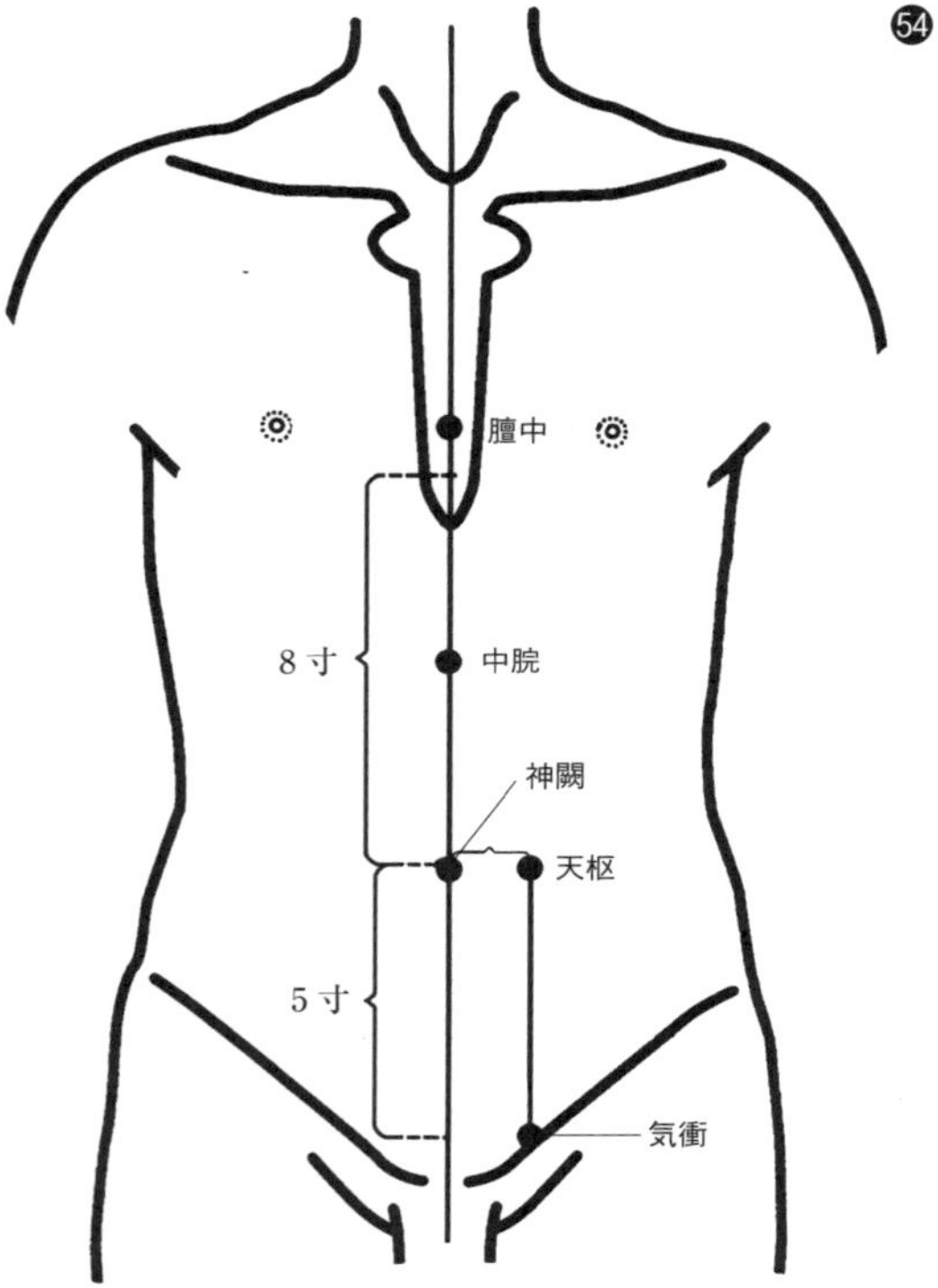

に由る」（天地の交わる交点の上は天気が主る範疇で、下は地気が主る範疇で、人気は天地の気が交わるところに随って生まれ、万物もまた天地の気の交わりより変化して生まれる）とあるのが、このツボです。導引術の中でたいへんよく用いられます。

天枢穴は、腹部の臍の両側二寸（約六センチ）の陥凹部に取穴します（図54）。

主に、胃病、結腸炎、子宮内膜炎、膀胱炎や腎盂《じんう》腎炎などの症状、小児の消化器系の病気などの治療に用います。このツボを導引することで、天地の気の運動変化の不調和によって腹部が膨張し、ときどき痛む症状を治すことができます。

4 足三里《あしさんり》

足三里のツボは、足の陽明胃経に属し、陽明の脈が入る合土穴です。鍼灸導引術では広く用いられ、養生、保健、治病の要穴です。

足三里は、外膝眼《そとしつがん》の下三寸（約九センチ）、脛骨の脊梁（向う脛）から指一本分横の筋肉上にあります（図55）。外膝眼の指四本分下の腓骨と脛骨の間、脛骨の横に指一本のところに取穴します。

主に、腹部の脹れ、腹痛、胃脘部冷痛、胃熱、胃脘部痛、胃下垂、嘔吐、腹鳴、下痢（水様便）、便秘、虚損による栄養失調、失神、脳貧血による立ちくらみ、脳卒中、めまい、耳鳴り、不眠、動悸、息切れ、高血圧、産後の不調、浮腫、乳房痛、母乳不足、子宮下垂などの治療に用います。

上熱下寒、水火が倒置している者は、慎重に取穴します。

55

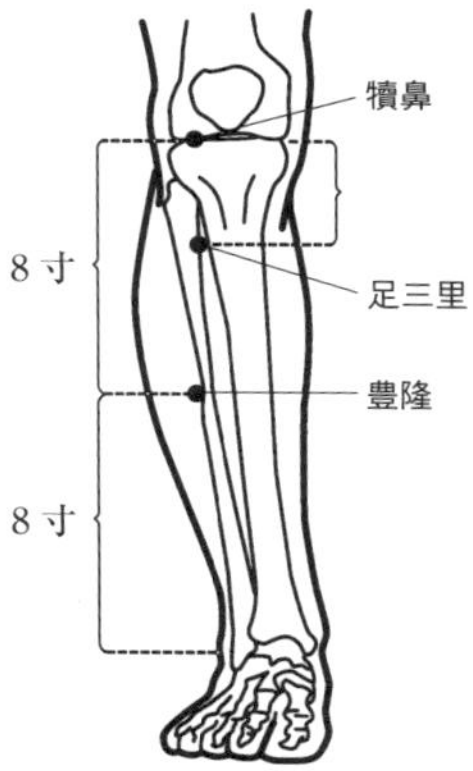

5 衝陽穴《しょうようけつ》

またの名を趺陽穴といい、足の陽明胃経の経穴であり、足背の一番高い部位、短母指伸筋と長趾伸筋の間、足背の動脈の脈打つところに取穴します（図4）。この経穴は、峨眉医学の「分経候脈法《ぶんけいこうみゃくほう》」

の脈診では、胃気と全身の気血の虚実を見ることができるという重要なところです。

主に顔面神経麻痺、顔のむくみ、歯痛、癲癇、胃病、足軟無力などの治療に用います。

6 脾兪穴《ひゆけつ》

脾兪穴は、足の太陽膀胱経に属します。背部の第一一胸椎の下、両横に一寸五分（約四・五センチ）の位置に取穴します。

主に、腹部の脹れ、食欲不振、下痢（水様便）などの治療に用います。

7 胃兪穴《いゆけつ》

胃兪穴は、足の太陽膀胱経に属します。背部の第一二胸椎の下、両横に一寸五分（約四・五センチ）（図31）の位置に取穴します。

主に、胃脘部冷痛、吐逆、食欲不振、消化不良などの治療に用います。

8 中脘穴《ちゅうかんけつ》

中脘穴は、またの名を胃脘、太倉と言い、任脈の経穴に属します。胸腹部の正中線上、臍の上四寸（約一二センチ）に位置し（図54）、胃の募穴で、中焦の範囲にあります。

主に、冷えによる胃痛や腹痛、腹部膨満感による疼痛、消化不良、胃酸の逆流、腹直筋の痙攣、すべての脾胃の不調の治療に用います。

9　神闕穴《しんけつけつ》

神闕穴は、臍の真ん中にあり、任脈の経穴に属します。このツボは、静坐や坐禅では、意識を集中する（守竅《しゅきょう》）重要な部位の一つで、丹道医家は、「分経候脈法」の脈診で用い、また内功推拿導引術でも用います。

主に、失神、排尿障害（尿がでにくい）、慢性の下痢、卒中による虚脱感、四肢の虚冷症、体力の衰弱状態、臍のあたりの腹痛、水腫による膨脹、脱肛、五淋（膀胱、尿路のトラブル）、女性の不妊症などの治療に有効です。

脾臓が好む食物

中医学の伝統理論によると、脾臓によい食物には以下のものがあります。

穀類：大豆、粳米《ウルチマイ》、粟、加工古米、糯米《モチゴメ》、ハト麦、おこげ
肉卵類：豚肉、牛肉、鴨の砂肝、鶏の砂肝、ガチョウの砂肝、豚の胃袋、牛の胃袋
水産類：鮒《フナ》、タウナギ、泥鰌《ドジョウ》
野菜類：苦瓜、真竹のタケノコ、金針花（ワスレグサ）、豆モヤシ

ドライフルーツ：栗、棗、ヒマワリの種、柿の種
滋養補助類：水飴、蜂蜜
薬草類：藿香《カッコウ》、糯米草《モチゴメソウ》、蘭草《ランソウ》花根《カコン》、ドクダミの根、茯苓《ブクリョウ》

第四楽章

肺臓導引術

SHANG（シャン）、ANG（アン）　五臓六腑の「華蓋」を保護する

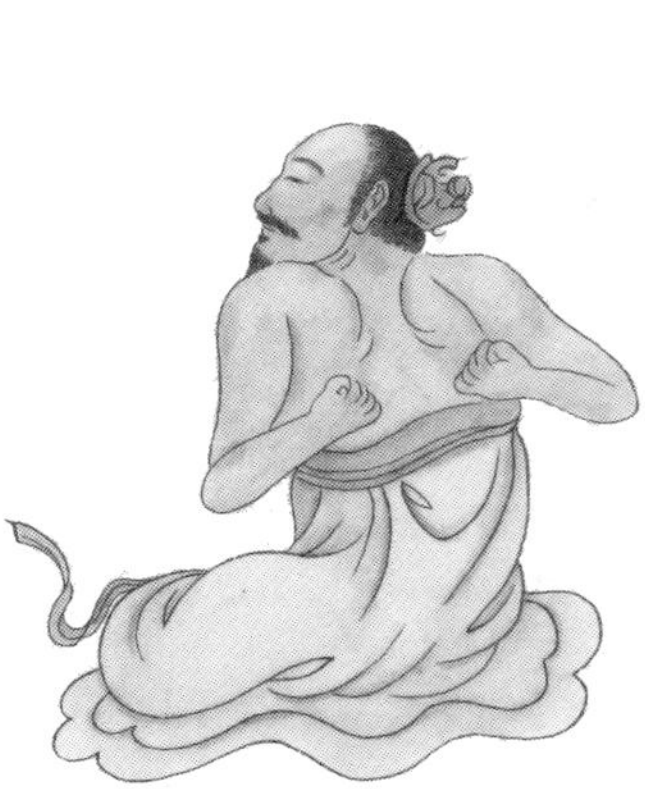

風停雲凝　気定神斂
養肺益気　百邪不侵

『黄帝内経素問』霊蘭秘典論に、「肺は相傅の官なり、治節これより出ず」とあります。肺は、私たちの生命にとって、まるで一国の宰相のようであり、上を承《う》けて下を啓《ひら》き、上を承けて下に伝えます。君主（心）を補佐し、節制して均衡を取り、全身を治療する重要な働きをします。肺は五行では金に属し、魄《はく》（陰の精気）の居であり、気の主です。また、五臓の中では最高位にあるので、「華蓋《かがい》の臓」（古代帝王の乗る車についていた絹傘のように、外邪から諸臓を保護する役割を持つ臓）と呼ばれます。

肺の主な生理機能は、気を主り、呼吸を司り、宣発（気の昇、開の作用）と粛降（気の合、降の作用）を主ります。全ての血液は肺に集められ呼吸や気血の運行・水液代謝などを行い、管理調整をします。肺の志は憂、悲。涕（鼻水）を液とし、体は皮に合し、その華は毛にあり、鼻に開竅します。

肺臓システムの疾病でよく見られる症状は、咳、息切れ、喘息、胸苦しさ、胸痛、声枯れ失声症、多汗（動くとすぐ汗が出る）などがあります。

肺臓システムの疾病でよく見られる主な弁証分類型には、肺気不宣（冷えや乾燥といった環境の悪影響によって、肺気が宣発できない状態）、肺失粛降（肺気の不足や、肺陰虧虚によって燥熱が生まれ肺気が粛降できない状態）、肺気不足（肺に供給される気が不足している状態）、肺陰不足（肺気不足が進行した場合や燥熱にさらされ肺の陰液が不足した状態）、陰虚火旺などがあります。

人の老化は、ゆっくりと退化していく過程であり、主に五臓の虚損や精気神が徐々に減少するところに現れます。なかでも、肺が老化の過程に与える影響を軽視してはならないのは、生命の動力、即ち宗気の生成に密接な関係があり、肺気の宣発粛降により、宗気が昇降、入出して全身に届き、臓腑経絡、四肢百骸（身体中の骨、転じて人体そのもの）、五官九竅（両眼、両耳、両鼻孔、口、前陰、後陰）、骨肉筋脈などを養うからなのです。宗気は、人体の呼吸と循環を押し進める動力です。よって、老化防止の問題を研究するとき、肺気の調整を重視することは、臨床指導において、重要な意味をもちます。

導引養生、内景の修練では、肺は人体と外界を結ぶ重要な通路であると考えます。よって多くの修行方法は、皆呼吸の練習から始めます。これらは、肺の機能と関係しています。

いわゆる順呼吸、逆呼吸、体呼吸、胎呼吸、閉呼吸、提肛倒気の法や、天地の気を奪う、先天後天の二気を練ずるなどは、すべては肺の働きから離れることはできません。呼吸の妙を得れば、自ずと天人の一気が相通じている理を知り、気脈が身体中によく流れ、病毒に侵されにくくなります。内景の功夫の中では、肺気はよく清浄で何にも染まらない「月輪」あるいは満天の星々、大地に立ちこめる霧などの形に変幻します。ここから肺気の虚実盛衰を知ることができます。

肺臓は、全身の気の均衡を主り、後天の呼吸は、血脈の流れの遅速に影響します。もし肺臓が病めば、気血の全身への供給に影響を与え、それによって健康もそこねることになります。また肺臓の全身への気の流れについて言えば、まず肺臓から始まり、毎日の寅の刻（早朝三～五時）陽が開くとき、先導して流れ、時々刻々流れて丑の刻（明け方一～三時）に肺臓に到って一周し、循環は止まずに続きます。よって、普段から健康のためにも大いに練功する必要があり、肺臓が病気になってから、ようやく練功を始めるというものではありません。

肺臓の音符――SHANG（シャン）、ANG（アン）

肺の音符は、古代では「兌宮梵音音符」と呼びました。兌宮とは、肺臓は五行では金に属し、八卦学説では、西方の兌位に位置するという意味です。肺の「音符」は、金性が発する「哭声」が韻律になっています。この種の韻律は肺臓から発せられ、その物質の根源を有するので、音符は直接肺臓に達し、また単独に肺臓や全身に対して発声するので、特化した治療効果を得ることができます。

気を練ずる人は、五臓生化の働きを基に、肺臓には金性の機能があることを体感します。その性は、清粛を好み、燥熱を嫌います。その音は清越（清らかに響き）で潤長（潤いがある）です。よって肺臓の「音符」は、SHANG（シャン）の音を発声し、韻脚（シャンのうしろのアンの音）が四転し、そして

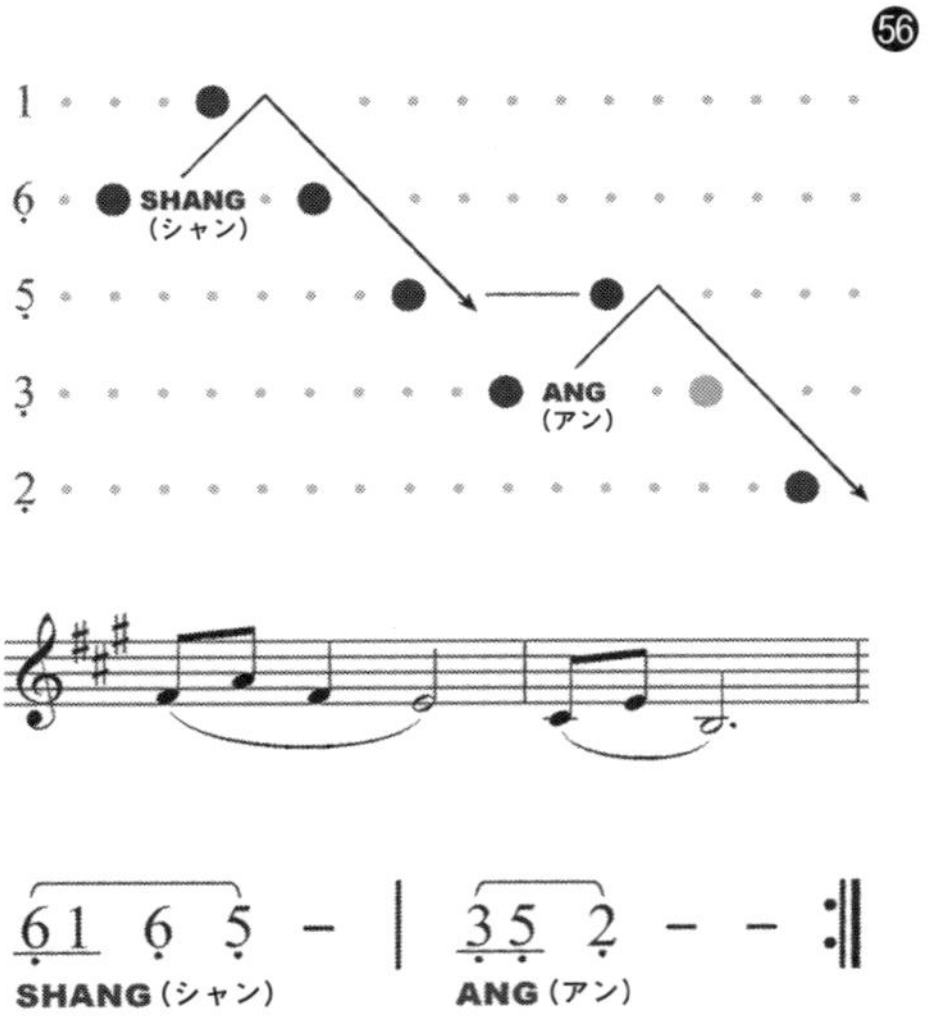

肺臓養生楽吟唱図

ANG（アン）の音を発声しますが、このときは韻脚は一転するだけです。口を開け、舌を平らにし鼻音を発します。この二音は剛音ではありますが、共に清越潤長に属します。またこの音は、肺に属する鼻から発せられ、腎に属する耳を共鳴させ、また脾に属する口に通じます。肺（金）と腎（水）、脾（土）と肺（金）は五行の気化では母子相性の関係にあります。同時に肺臓の活動量を抑制させ、肺臓の呼吸が刺激を受けないようにでき、必要に合わせることができます。

肺臓の「音符」は、清越悠長（清らかに音が通り落ち着いている）でしみじみと美しく、金属や石の音のように爽やかに鳴り響きます。肺臓養生学の吟唱図は、図56のとおりです。

息を吸うときは、SHANG（シャン）の音を黙唱します。まずSHANG（シャン）の音を長く延ばし、旋律やリズムの変化を行い、同時に口を開けて息を吸います。

息を吐くときは、ANG（アン）の音を声に出して吟唱します。ANG（アン）はまずANG（アン）の音を長く延ばし、旋律やリズムの変化を行い、同時に口を開けて息を吐きます。

肺臓養生楽――雲凝《うんぎょう》

肺臓の音符はSHANG（シャン）とANG（アン）です。清らかに長く響き渡る哀愁を帯びた音と、力強く澄んだよく響く金属や石に似た音です。

曲はやや哀婉かつ鏗鏘《こうそう》な琵琶の音色と、泣きながら訴えるような簫の音色を中心に、そこに磬《けい》や鈴などの金属や石の澄んだ耳に心地よい音色と、太鼓などの打楽器の音が入ります。

曲全体は、天籟の音色のようです。何度も回旋したり、くねったりしているような、また広く深遠な、変幻自在で静寂な、それでいて収穫の喜びがあり、神秘的な雰囲気の中に霞がかかったような音色とリズムに、やや重々しさがあります。人々の落ち着きのない不安や、揺れ動く心を変化させ、ゆったりと静かで自然な、意（思い）と気がぴったりと相随った状態へと導きます。そこで曲名は「雲凝」としました。字訣は、

風停雲凝　気定神斂
養肺益気　百邪不侵

です。常にこの音楽を聴き、この音符を吟唱すれば、神が凝集し入静しやすく、気を益し肺を養い、肺気の宣発や粛降の機能を正常にし、肺活量を増やし、体質を改善し、免疫力を高め、疾病を予防することができます。

肺の手印——金剛杵《こんごうしょ》

肺の手印は、金剛杵（図57）、またの名を金剛拳、千金閘《せんきんこう》、握固とも言います。親指で薬指の付け根の中指に近い側を抑え、その他の四指を曲げて親指を握るようにして拳にします。拳に力を入れすぎてはいけません。

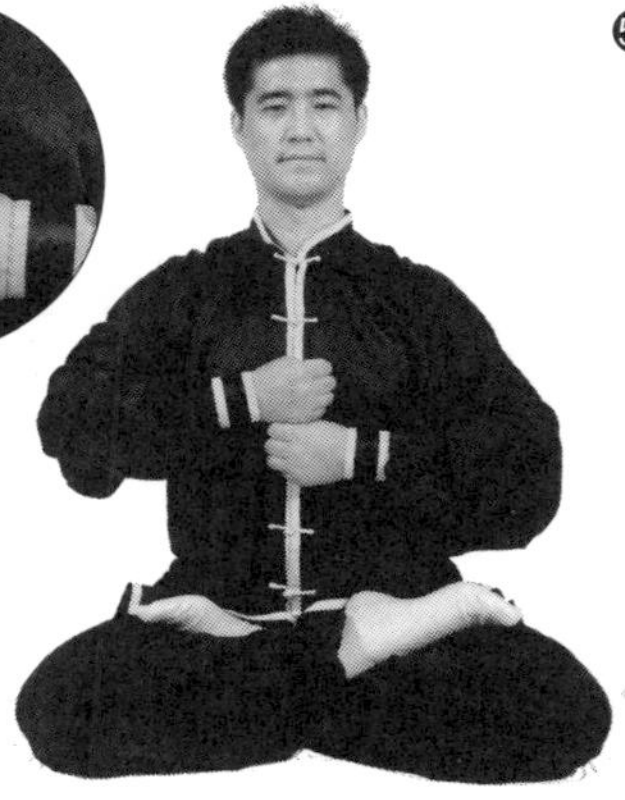

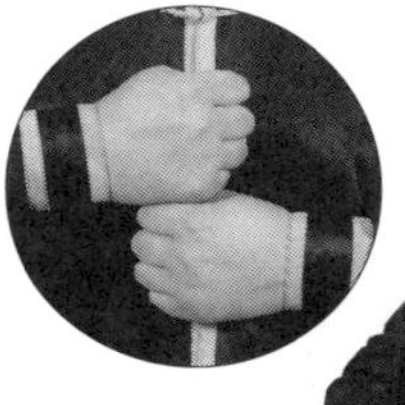

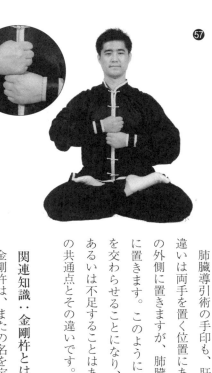

57

肺臓導引術の手印も、肝臓導引術の手印と同じです。その違いは両手を置く位置にあり、肝臓導引術は肝臓本宮の右腹の外側に置きますが、肺臓導引術の両手は、胸の前の膻中穴に置きます。このようにすると、金（肺）、木（肝）の二気を交わらせることになり、肺、肝の二臓が相克の行き過ぎ、あるいは不足することはありません。これが肺肝二臓の手印の共通点とその違いです。

関連知識：金剛杵とは何？

金剛杵は、またの名を宝杵、降魔杵《こうましょ》と言い、仏教の宝器の一つです。もともとは古代インドの武器の一つで、素材が、堅く、さまざまな物質を撃破することができるので、金剛杵と呼ばれたのです。金剛杵には、金、銀、銅、鉄、石、水晶、壇木《だんぼく》、骨など、いろいろな材料のものがあります。また、その長さも、八指、一〇指、一二指、一六指、二〇指などの違いがあり、中央に持ち手があります。両端は一本のものから、二股、三股、四股、五股、九股など、さまざまな形があります。仏教では、金剛杵は、向かうところ敵なしで、どんな堅いものでも粉砕できる智慧と真如（真理）の仏性の象徴です。金剛杵は、さまざまな煩悩を断ち切り、修道の障害となるいろいろな悪魔を粉砕する密教の諸尊の持ち物であり、またヨガの行者の法器でもあります。曼荼羅海会《まんだらかいえ》の金剛部諸尊は皆金剛杵をもっています。真言の行者もまた常にこの杵を携帯し、如来金剛智の象徴であるこの杵を用いて愚痴妄想の内なる魔や、外道《げどう》（悪魔・悪霊《あくりょう》）の諸々の魔障を打破するのです。

この比喩を借りれば、この導引法は、金剛のように私たちの身体や健康を守るものなのです。

肺臓導引術の鍛錬方法

手印を結んだ後、自分に合った姿勢を選び、姿勢を正し、肺臓の養生楽に合わせて肺臓導引術の練習を始めます（図58）。

58

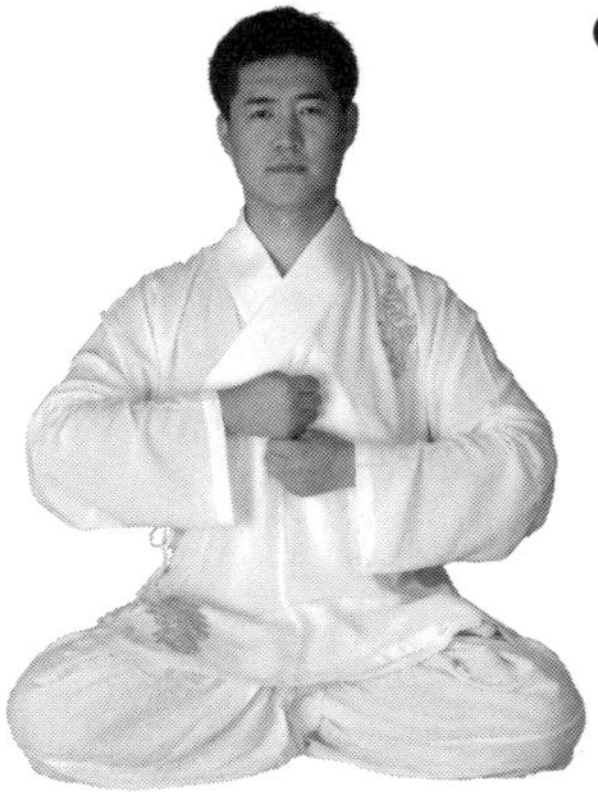

1 方法

第一ステップ：両手で金剛杵を結び、右の拳を上、左を下にして、上下に重ね、拳眼を上に向け、拳心を内に向け、胸の前、膻中穴に軽く当てます。

第二ステップ：息を吸うとき、両手の手印を胸部の動きに合わせてわずかに外へ出し、息を吐くときは、両手の手印を胸部の動きに合わせてわずかに内に入れます。三回繰り返し練習します。

第三ステップ：息を吸うとき、両手の手印を胸部の動きに合わせてわずかに外へ出し、同時にSHANG（シャン）の音を黙唱します。息を吐くときは、両手の手印を胸部の動きに合わせてわずかに内へ入れ、同時にANG（アン）の音を声に出して吟唱します。数回繰り返し練習します。

吟唱するときは、意識を集中し、音が肺臓や身体の内外すべてで振動するのを静かに体感し、音が身、心、気、行、境へ与える影響を観察します。

59

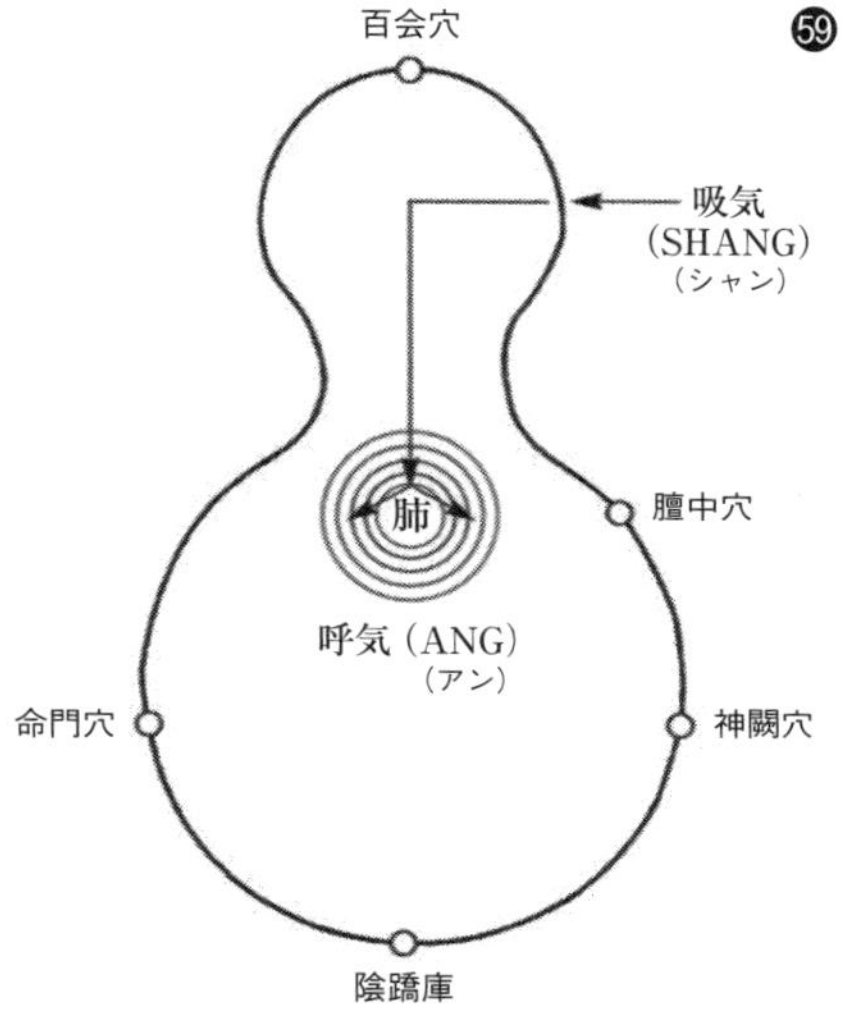

峨眉肺臓小煉形吐納音符説明図

2 ポイント

①両手は、ただ胸部の起伏に随って上下する（内外に動く）だけで、わずかに上や下に動きますが、両手は胸部につけたままで、その位置は移動したり変えたりすることはありません。

②両手を胸部に当てるときは、力を入れてはいけません。呼吸の進行に影響を与えてはならず、なおかつ胸部の起伏に沿わせるように両手を当てます。

③練習する中で、もし呼吸が緊張するのを感じたり、スムーズでなくなったりしたときには、いつでも吟唱を止めて、自然な呼吸に戻して調整し、呼吸が調ってからまた続けて音符を吟唱します。

④音を声に出して唱えるときは、意識を集中して肺臓、全身から周りの環境にまで傾注します。一心に音符を唱えます。一音、また一音と続き、その一音一音が肺臓、全身、周囲の環境の中で波動を起こします。

功後導引

1 開胸《かいきょう》

①肘を曲げて、両手を握固にし、両腕を後ろに引きます(図60)。

②肩を開き、胸を

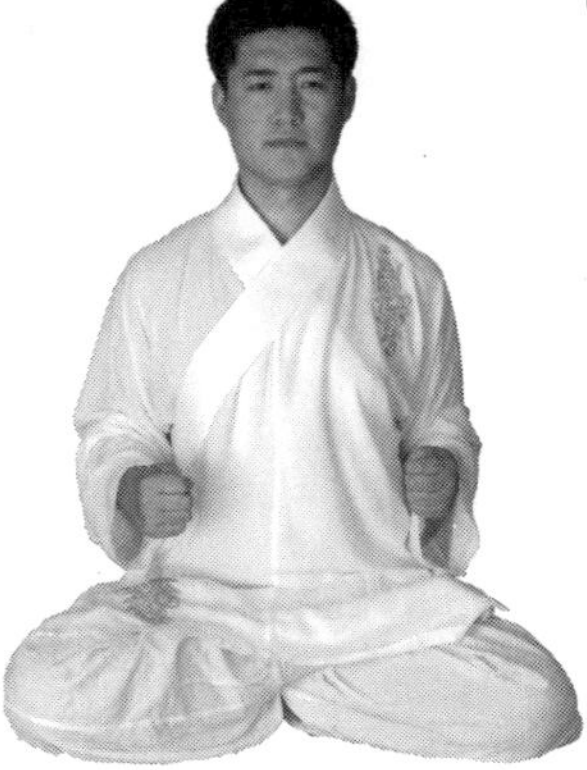
60

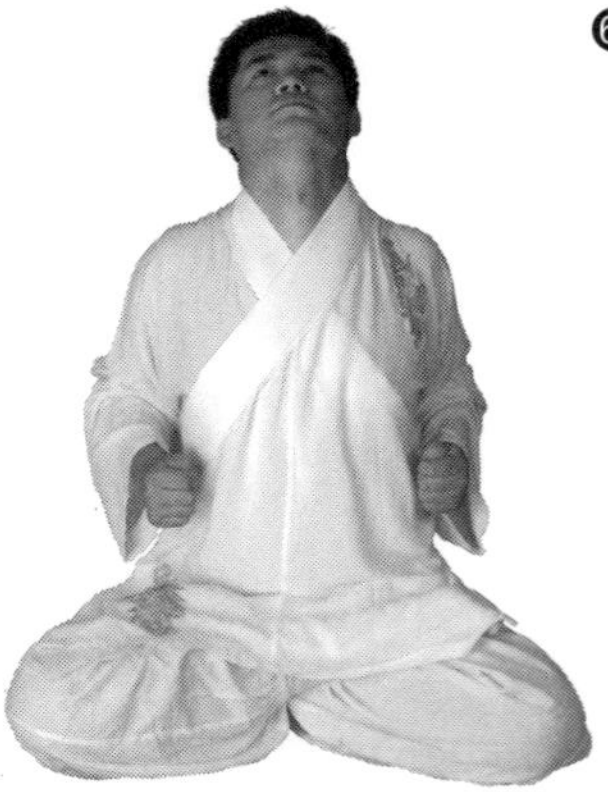
61

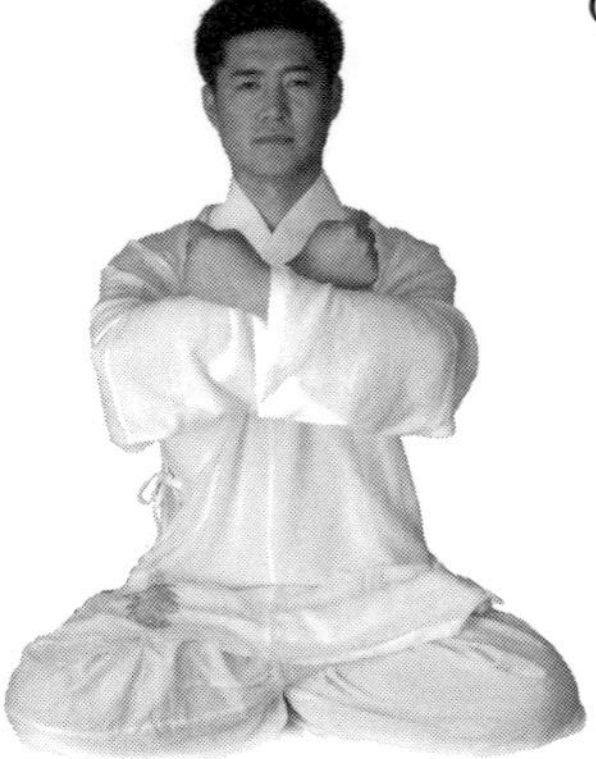
62

広げ、項《うなじ》を縮め、頭を後ろに倒します（図61）。

③両手首を胸の前で交差させます。左右どちらを内外にするかは任意です。その後、手首を外に張り出すようにし、同時に含胸《がんきょう》抜背《ばっぱい》（胸を内に入れ肩甲骨を開く）をします（図62）。

三回繰り返します。

2　轆轤《ろくろ》

①単転轆轤（図63－1、63－2）：両手を握固にし、姿勢を正し、両腕は肘を九〇度に曲げます。肩が先導して腕を動かし、両肩を別々に後ろ、下、前、上へと円を描き回します。ゆっくり、大きく動かし、三回繰り返します。

②双転轆轤（図64）：

63-2

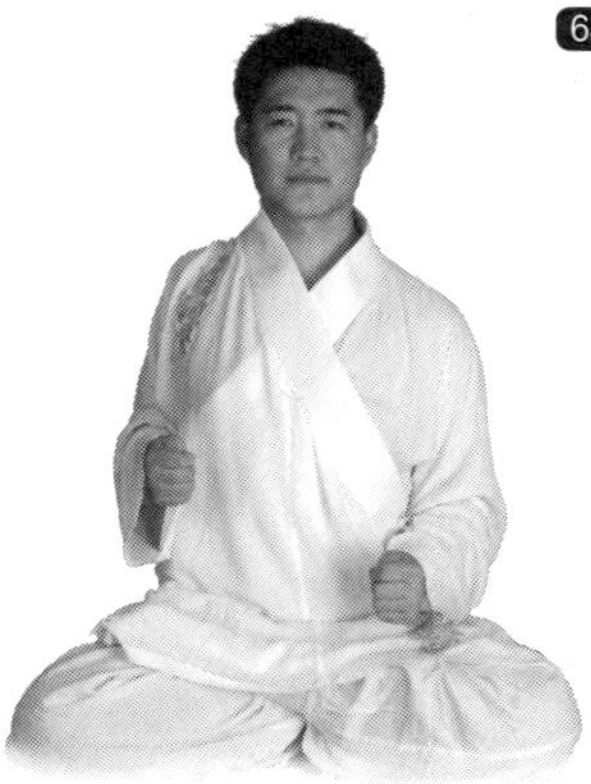

63-1

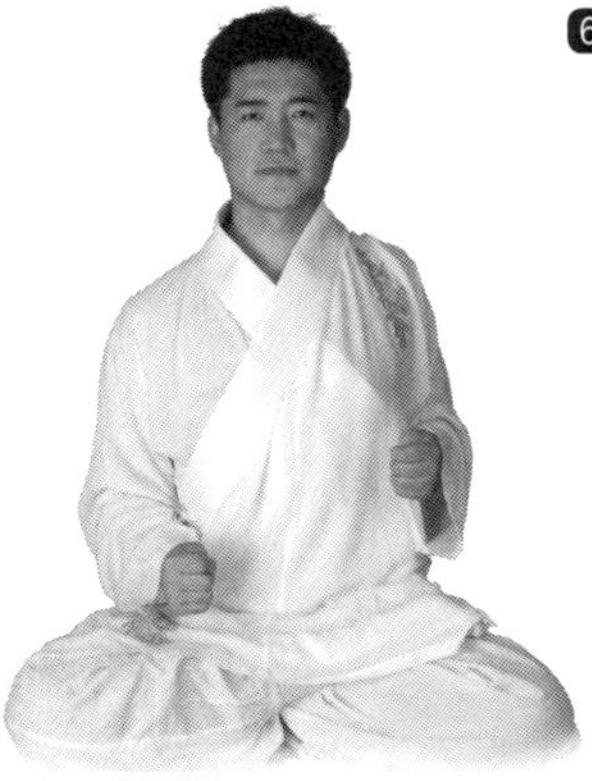

64

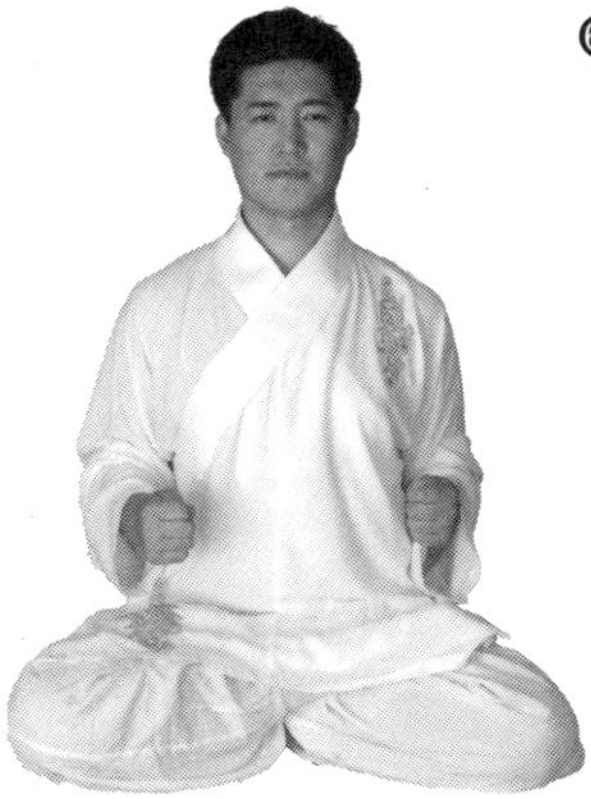

両手を握固にし、姿勢を正し、両腕は肘を九〇度に曲げます。肩が先導して腕を動かし、両肩を同時に後ろ、下、前、上へと円を描き回します。ゆっくり、大きく動かし、三回繰り返します。

開胸、轆轤の導引動作は、胸や背中、首や肩を鍛錬すると同時に、背中の膏肓穴《こうこうけつ》の刺激に有利です。導引ではたいへん重要とされる肩甲骨や肩関節の鍛錬になります。

轆轤を回すことにより、主に肺の口訣の不適当な吟唱によって発生した胸苦しさ、背痛を取り除くだけでなく、膏肓をこすり動かし、心肺を強くします。

関連知識：病膏肓に入る

二〇〇〇年余り前の『左伝』成公十年に以下のような物語の記載があります。

春秋の頃、晋国の君主・景公が病気になりました。重篤だったため、景公は、秦国の名医扁鵲を招くために使者を派遣しました。扁鵲が晋国に到着する前、景公は夢を見ました。夢の中で見た彼の病気は、二人の子供となっていました。一人の子供がもう一人に「あの医者が来ることになった。彼は、高い医術で有名らしい。逃げてどこに隠れたらいいのだろう」と言いました。すると、もう一人の子供が、「怖がることはない。僕と君が病人の膏《こう》の上方と肓《こう》の下方に別々に隠れたら、扁鵲の高い医術だって僕らをどうすることもできないよ」と言いました。扁鵲は、晋国に到着し景公を診察し、「あなたの病気はすでに重篤で、病はすでに膏肓に入っています。膏肓は薬が届かない場所なので、私には治すことができません」と残念そうに言いました。扁鵲の語った話と景公が見た夢がそっくりなので景公は驚き、感心したのでした。後に私たちは、病状が助ける術がないほど非常に重いことの形容として「病膏肓に入る」という言葉を使うようになりました。では、膏肓とはいったいどこなのでしょうか。なぜそんなに重要なのでしょうか？

中医学では、膏肓は人体の部位の名称で、膏は心臓の下の部分、肓は心臓と横隔膜の間にあります。昔から膏と肓には薬効が届かないと言われていました。

中医学の理論では、内にある諸々のことは必ず形となって外に現れると考えるので、体内の機能の状態は体表にその反応が現れます。五臓六腑は背部に反応が現れる部位があり、たとえば、心兪、肝兪、脾兪、肺兪、腎兪などがあります。また膏肓も背部に反応が現れるので膏肓兪とも言います。

膏肓兪は背部の第四胸椎の棘突起の下、横に三寸（約九センチ）離れたところであり、人体の九大奇穴の一つです。このような背部の兪穴から、体内の呼応する臓器の状態を理解することができます。またこれらのツボや部位を刺激し、外から中へと伝え、呼応する臓器に治療や保健の効果をもたらすことができます。鍼灸、推拿、点穴、刮痧《かっさ》（水牛の角・石などでできた専用の板や陶製のさじなどで、皮膚を刺激して新陳代謝を促進する）、湿布などもその治療のメカニズムは、元は同じで、練功もまた同じなのです。

たとえば、肺臓導引術の功後導引の「開胸」、「轆轤」は、膏肓穴を直接刺激しています。他にも、少林達摩易筋経の「倒拽九牛尾」、「九鬼抜馬刀」、健身気功の六字訣の中の「呬字訣」、八段錦の「両手托天理三焦」、「左右開弓《さゆうかいきゅう》似射雕《じしゃちょう》」などは、程度の差はあっても、この膏肓の鍛錬と関係しています。

合わせて練功できるその他の導引術

肺臓導引術は、以下の導引術と合わせて行うとその効果が倍増します。

峨眉十二荘：天字荘、之字荘、拿雲荘、游龍荘、小字荘、大字荘の部分動作

少林達摩易筋経十二式：韋駄献杵第一勢、韋駄献杵第二勢、倒曳九牛尾勢、出爪亮翅勢、臥虎撲食勢

二十四節気導引術：啓蟄、清明、秋分、寒露などの節気導引術

健身気功・六字訣：呬字訣

峨眉伸展功：肩肘式、揺頭擺尾式、脇肋式、双角式

肺臓の保養に用いるツボ

1 雲門穴《うんもんけつ》

峨眉丹医では、雲門穴は、手の太陰肺経の起点となるツボであるとし、一般の中医学でいう中府が起点であるという認識とは違っています。このことは、また改めて論述したいと思います。

雲門穴は、多くの導引動作と関係があります。多くの導引の中で、たとえば太極拳の雲手、易筋経の出爪亮翅、青龍探爪、臥虎撲食や健身気功の六字訣の「呬字訣」、峨眉十二荘の雲字荘、などは、

⑥⑤

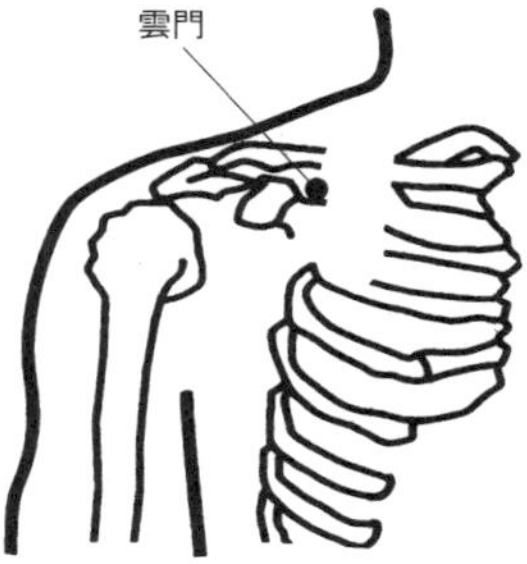

⑥⑥

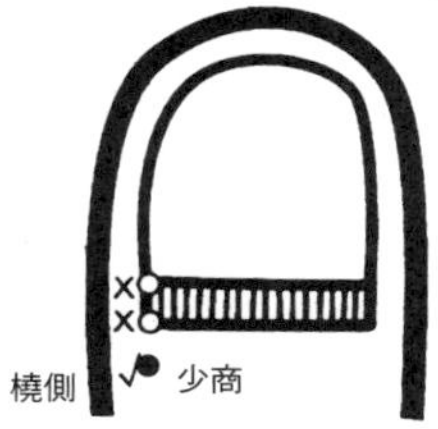

×不正確な位置
レ正確な位置

皆雲門穴や肺の気脈と関係しています。

雲門穴は、手の太陰肺経に属し、鎖骨の下のくぼみの外側の陥凹部、任脈の璇璣《せんき》穴《けつ》から横に六寸（約一八センチ）離れた脈動が感じられるところで、腕を挙げて取穴します（図65）。

主に、咳、喘息、胸苦しさ、胸肋痛、肩の痛みなどの治療に用います。

2 少商穴《しょうしょうけつ》

少商穴は、手の太陰肺経の井穴で、十三鬼穴の一つです。親指橈骨側の爪の角から横に〇・一寸（約三ミリ）のところ（図66）に位置します。峨眉十二荘、達摩易筋経、武当太極十三式などの導引術では、起勢のときに、皆このツボを意守します。すると、肺臓の気脈を調え、また雑念を払い、心を収めて入静する効果を得ることができます。

少商穴は、主に、喉の腫れ、肌のくすみ、風邪、発熱、熱中症、失神、精神障害、ヒステリーなどの治療に用います。

3 合谷穴《ごうこくけつ》

合谷穴は、手の陽明大腸経に属し、手の陽明大腸経の気脈が通る、原穴です。一般には、救急の止

67

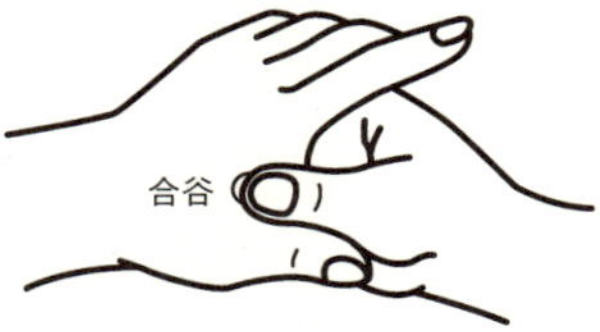

痛のために用いる要穴です。

合谷は、親指と人差し指の骨の分かれるその間、二指を揃えた後皮膚が盛り上がった頂点に取穴します（図67）。

主に、頭痛、鼻血、歯痛、聴力障害、顔の腫れ、指の痙攣、腕の痛み、脳卒中、顎関節症、顔面神経麻痺（口眼歪斜《こうがんわいしゃ》）、無汗症、腹痛、無月経、風疹、赤痢、引きつけなどの治療に用います。

4 肺兪穴《はいゆけつ》

肺兪穴は足の太陽膀胱経に属し、肺臓の気脈が背部に流れ込む兪穴です。背部の第三胸椎の棘突起の下、脊柱の正中から両横に一寸五分（約四・五センチ）の位置に取穴します。

主に、咳、喘息、寝汗、ホットフラッシュ、痰や涎などを伴った息苦しさ、寒さによる冷えや悪寒などの治療に用います。

5 膻中穴《だんちゅうけつ》

膻中穴は、任脈に属し、三焦の中では上焦にあり、また「八会穴」の「気会膻中」の要穴です、よって「上気海」とも呼ばれます。伝統仏家が胸の前で合掌したり、儒家の拱手《こうしゅ》、武術家の拳礼《けんれい》など、すべて膻中穴と重要な関係があります。よって導引や修練では重要なツボです。
膻中穴は胸腹の正中線上にあり、両乳頭を結んだ線との中点に位置します。玉堂穴の下一寸六分（約五センチ）の陥凹部の中にあり、両乳頭間の長さを折半する位置に取穴します。主に、気に関係するすべての病気や喘息などの治療に用います。

肺臓が好む食物

中医学の伝統理論によると、肺臓によい食物には以下のものがあります。

穀類：粟、小麦
肉卵類：羊肉、鶏肉、豚の肺、卵白、アヒルの卵
水産類：魚の肺
野菜類：ノビル、生姜、白ネギ
果物：杏子、桃
ドライフルーツ：アーモンド、クルミ、プラム、黒ゴマ
滋養補助類：牛乳、白キクラゲ、ツバメの巣
薬草類：天門冬《テンモンドウ》、麦門冬《バクモンドウ》、白及《ビャクキュウ》（紫蘭の球茎）、百合、肺癆草《ハイロウソウ》（赤軸ホウレン草）

第五楽章

腎臓導引術

閉気、存思して先天の本を固く護る

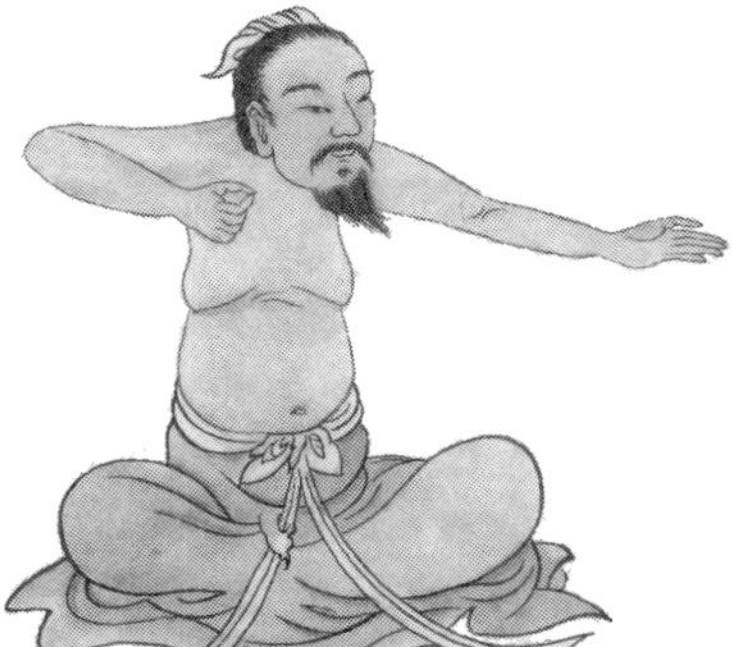

天一生水　潤入心間
益腎養元　腰骨強健

腎は、人体の「先天の精」を蔵し、臓腑陰陽の本、生命の源であるので、「先天の本」と呼ばれます。『丹医語録』陰陽大論品第一の中に、「腎は北方壬水の宮に居し、八卦の中では坎に属し、陰中に陽の象が現れる。水と気を主る。左の腎は水を主り、真水の源であり、津液を化して敗水（濁水）を分離する。右の腎は気を主り、相火（臓腑を温め養い、人体機能の働きを促進させるエネルギー）の源であり、肝気を発生させる。よって二つの腎には水に居る火の象がある。腎は人身の生死の府廬（家）であり、開けば生まれ、閉じれば死す。守れば存し、用いれば竭《つき》る」とあります。

腎の主な生理機能は、精（生命エネルギー）を蔵し、生長、発育、生殖を主り、水液を主り（体内の水分を管理して尿を排泄する）、納気を主る（空気を深く体内に吸い込む作用）。腎の志は驚、恐であり、液は唾（液）、体は骨に合し、骨を主り、髄を生じ、その華は髪、鬚《ひげ》、眉、歯にあり、竅は耳と二陰です。

腎臓のシステムによく見られる疾病の主な症状には、勃起障害、滑精（遺精の一種）、早漏、腰の冷えによる痛み、下肢の衰えによる無力、耳鳴り、聴力減退、健忘症、水腫、頻尿、尿不利（尿が出にくい）、尿閉、遺尿などがあります。

腎臓システムの疾病のよく見られる主な弁証分類型には、腎精虧虚（腎に蓄えられている精が不足した状態）、腎気不固（腎の気の不足によって、気の固摂作用が充分に発揮できない状態）、腎陰虧虚（腎の血や津液が不足した状態）、腎陽不足（腎の気の力が低下し、身体を温める作用が充分に発揮できなくなった状態）などがあります。

腎臓そのものは、水火両性の機能を備えています。腎臓が水虧（腎精が不足している）あるいは火虚（腎気が不足している）であるか審査する必要があり、診断が確定した後、練功の方法を決めることができるのであり、漠然とした方法を用いて練功をすべきではありません。また腎は、五行生化の観点から言えば、水に属し、水はよく木を生じ、この木性が「発陳」（新陳代謝）の働きをします。よって腎は、五行生化の源なのです。腎と心の交流は、人体の根本となる要地（要衝）であり、水火虚実の弁証を明確にすることによって、はじめて導引術の練習方法を決定することができるのです。この理解が無ければ、容易に「房中術」の邪道に入り込んでしまうでしょう。この点は、飲食、医薬の面でも同じで、でたらめに食べたり滋養をつけたりすると、逆効果になってしまいます。

とはいえ、一般的な腎臓病には、下記の方法を用いて練功することは可能です。練功を堅持し、長年続けることによって、無形の内にその益を獲得し、徐々に腎臓の機能が高まり、症状が消えてゆきます。また、弊害が発生しにくい方法でもあります。

腎臓の音符

内景の理論では、腎臓は生命の源である先天の精を貯蔵している（閉蔵の臓）ので、収斂して固く密にしなくてはならず、開いて漏らしてはいけません。よって腎臓には、音符を吟唱して振動させる方法を用いて練功するのは、不適当であると考えます。そこで腎臓には音符を吟唱する方法はなく、意念、観想、の方法を用いて行います。（「腎臓養生楽」に合わせて練習するとよいでしょう。）

腎臓養生楽――天潤《てんかん》

曲は主として笛、簫、琴、箏などによって演奏し、木魚や太鼓などを打楽器として用いています。曲の中では笛の音色が高らかに響き渡り、抑揚のある簫、古風な琴の音色や清新な箏の音色に、明るいリズムで遠くまで届く木魚や太鼓の音が重なります。それは、まるで夜の帳《とばり》に包まれ、皓々とした月が中空に懸かる中、突然に一斉に鐘や太鼓の音が鳴り響き、あたかも全世界を揺るがすようでもあり、または広大な夜空から、一筋の澄みきった小川が、地上に墜ちてくるようでもあります。

腎は、人体の先天の本であり、水火の臓（腎精は陰に属し、腎気は陽に属し腎の中にあるこの陰陽を水や火に喩える）であり、玄牝《げんぴん》です。また心臓と共に水火既済し、坎離相交の勢いをもちます。よってこの曲の感じと相通ずるところから、曲名を「天潤」としました。字訣は、

天一生水　潤入心間

益腎養元　腰骨強健

です。常にこの音楽を聴けば、腎気を養い、元気を補い、士気を鼓舞し、骨力を増強し、足腰を強くし、老化を遅らせるなどの助けになるでしょう。

腎の姿勢——真武坐《しんぶざ》

腎臓導引術の練習姿勢を、昔の人は真武坐と呼びました（図68）。またの名を跨鶴坐とも言います。昔の人は、青龍、白虎、朱雀、玄武が、それぞれ東西南北の神であると考えました。玄武は、真武とも言い、俗称では真武大帝であり、鎮守、北方、水の神仙です。現在武当山が祀る主神です。伝えられている話では、古浄楽国王の太子であり、生まれながらに神力猛々しく、東海を越えて来遊し、天神に遭い宝剣を授かり、湖北武当山に入り修練し、四年を経て功が成り、白日の下飛翔し、北方を威鎮し、号を玄武君とした、ということです。その姿は、髪を伸ばし、黒い衣に、剣をもち、亀蛇を踏み、黒い旗をもった従者を従えた英明な神武です。

⑥⑧

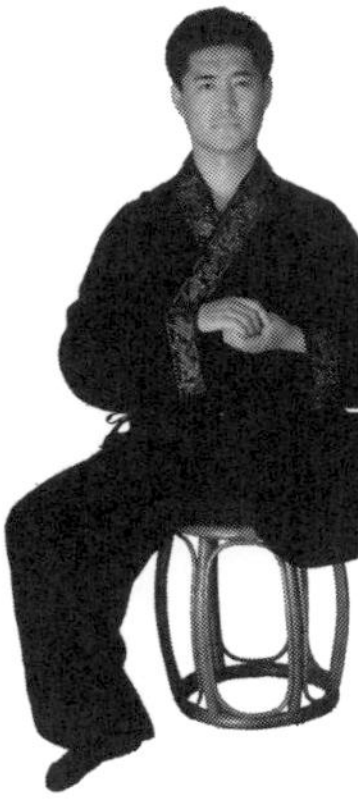

人体の五臓の中の腎臓は、五行では水に属し、八卦では北方の坎宮に位置します。このように人体の中の腎臓と、自然界の北は呼応しています。よって腎臓を治療する代表的な漢方薬の処方を、真武湯と呼びます。また腎臓に対して専門的に行う功法を、真武功と呼びます。真武坐の名も、ここに由来します。

真武坐は、心臓導引術の中では、跨鶴坐と呼ばれます。名前は違いますが、実際の坐法は同じであり、このような坐法を用いることは、心臓と腎臓の間に密接な関係があること、たとえば、「心腎相交」、「坎離相交」、「水火既済」などの言葉が、たいへん密接な関係があることを充分に表しています。この関係を注意深く、よく味わう必要があります。

姿勢を正して椅子に腰をおろします。左脚を曲げ左足の踵を軽く「会陰穴」に当て、足心は斜め後ろに向けます。右脚は下におろし、右足は床を踏みます。右脚大腿部の二分の一の部分を左足足心部の上において足心部を軽く圧します。

曲げている左足は、股関節、膝関節、足関節をできるだけ弛めます。右脚は下ろしますが、宙ぶらりんではなくしっかりと床に付けて、心を落ち着けて座ります。左右の脚を入れ替えて行ってもかまいません。

腎の手印——元始印《げんしいん》

腎の手印は、元始印と言います（図69）。両手の親指と中指でリングを作り、その二つのリングを繋げて、立体の円形（球体）にします。左右の手の指先は接触せず、両手の掌心は相対し、左手が下で、掌心を上に向け、右手が上で、掌心を下に向けます。他の指は自然に放鬆させます。両手は胸の前、膻中穴から拳一つ分の距離のところに置きます。

中指の指先は、旧説では十二の刻限の午《うま》の刻に属し、心の本臓である「心包」の場所であり、手の厥陰心包経の流れる部位です。親指と中指を繋ぐことは、心臓の気血の循環往復に有利です。

「峨眉丹医五指五臓五行図」（六三頁図13）の中では、中指は「心」に属します。腎臓導引術の練習を行うときには、この「心」に属する中指の動きを用います。これは、伝統功法の中で、とくに重視している「心腎相交」を充分に体現しており、「火の源を益し、もって陰翳を消す」（腎気を温め補い、腎気の不足によって生じた冷えを治す）という治療方法を重視しているのです。この点は心臓導引術で、腎の小指の動きを用いた「金鈎印」を用いるのと同じ考え方です。

69

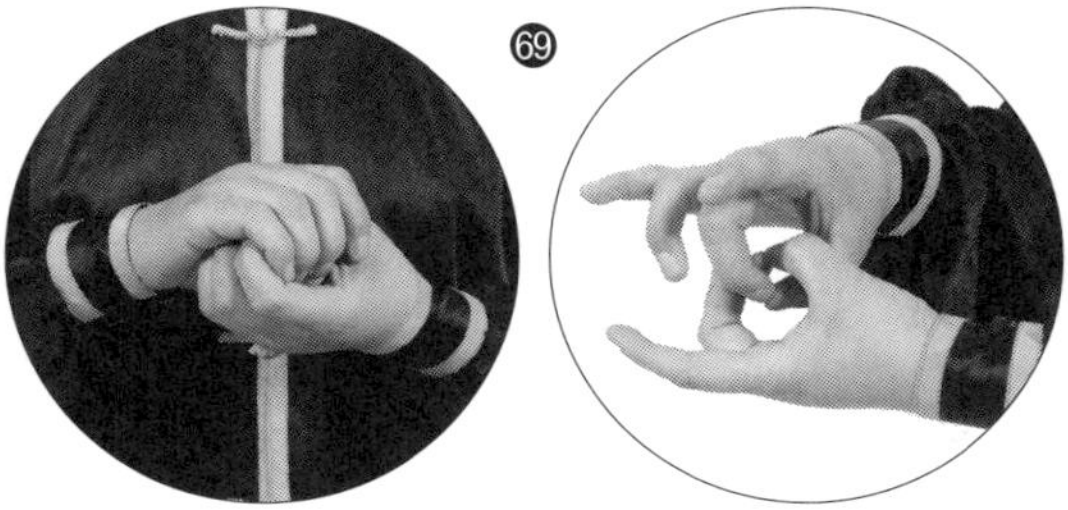

元始印を結び、真武坐をとり、膻中の高さに印を置くことが、「心腎相調」（心腎が互いに調え合う）、「肺腎相調」（肺腎が互いに調え合う）、「心肺並練」（心肺を同時に練ずる）の練習方法です。心火で腎水を温め養い、心を落ち着かせて、「心腎相交」、「水火既済」の作用をもたらし、さらには「温腎益精」（腎を温めて腎精を補益する）、「強心補腎」（心を強くして腎を補う）の効果が得られるのです。

関連知識：元始とは何？

『太玄真一本際経』では、「宗無く上無く、而して独り能く万物の始めを為す、故に名を元始とす」（それ以上の根源も上もなく、唯一万物の始まりとなり得るものなので、その名前を元祖という）とあります。『歴代神仙通鑑』では、「元なる者は、本なり。始なる者は、初なり、先天の気なり」（元は根本であり、始は始めであり、先天の気である）とあります。人体の先天の気は、腎に蔵し、腎は人の「先天の本」です。練習する腎臓の手印の「元始印」の名前は、これに由来します。

腎臓導引術の鍛錬方法

手印を結んだ後、自分に合った姿勢を選び、姿勢を正し、腎臓の養生楽に合わせて腎臓導引術の練習を始めます（図70）。

1 方法

第一ステップ：両手で元始印を結び、右手を上、左手を下、掌心を相対するようにし、両手は胸の前、膻中穴から拳一つ分の距離のところに置きます。心を落ち着け気を静め、全身を放鬆します。

第二ステップ：息を吐きながら、顔を少し上げ、意識を大椎穴《だいついけつ》と脊柱の両側にある大杼穴《だいじょけつ》（陶道穴〈図80〉の外に約四・五センチ）から下降させて、腰部の命門とその両側にある腎兪穴、志室穴《ししつけつ》まで移し「内視」観想します。そこから折れて内に向かい、両側の腎臓を観想します。このときは、閉気をしているかあるいは自然呼吸を数回行います。

⑩

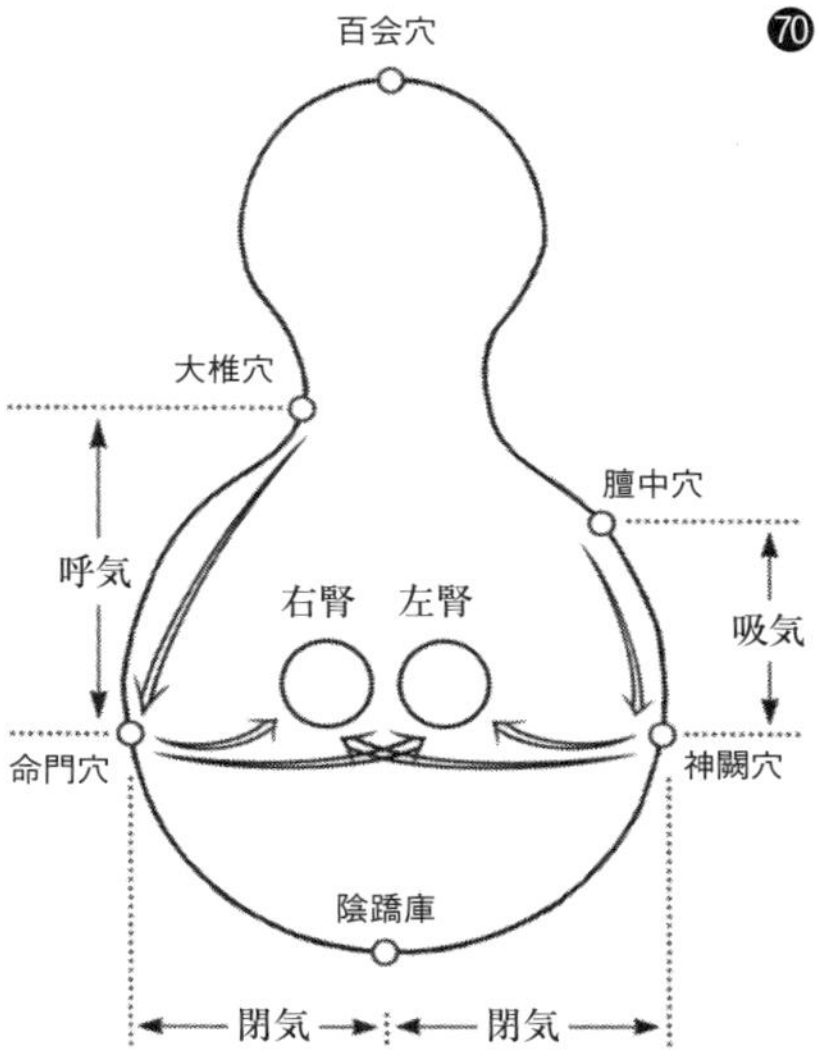

峨眉腎臓小煉形吐納音符説明図

第三ステップ：息を吸いながら、頭を元に戻し、同時に、意識を胸部の膻中穴と両側の乳根穴から下降させて、腹部の神闕穴と両側の日月穴まで移し「内視」観想します。そこから折れて内に向かい両側の腎臓を観想します。このときは閉気をしているかあるいは自然呼吸を数回行います。

このように反復して呼吸吐納、存想導引（意識を用いて気の流れを導く）を行い、何回か繰り返します。

２ポイント

①息を吐くときは、顔を上げ、やや含肩縮項（うなじを縮めて頭を引き込む）にします。息を吸うときは、頭首をまっすぐにして元に戻します。

②息を吐くときは、意識を、背部の経脈を、全幅を保って（経脈の幅を保ちながら）腰眼穴まで下降させ、さらに折り込んで腎臓に移し観想します。息を吸うときは、意識を、胸腹部の経脈を、全幅を保って下降させ、さらに折り込んで腎臓に移し観想します。

③顔を上げたり、頭を戻したりして動きを少し停めるときは、自然呼吸にし、腎臓を観想します。実力がある人は、このとき閉気して腎臓を観想してもよいでしょう。しかし、すべて自然を原則とし、無理に行ってはいけません。

④初心者には難しいので、内視する面積を最初は狭くし、徐々に広げていけばよいでしょう。

⑤練習する中で、もし呼吸に緊張が生じたり、スムーズでなくなったりしたときには、いつでも吐納、観想を止めて、自然な呼吸に戻して調整し、呼吸を調えてから、また続けて行います。

腎臓導引術は、首を動かし仰向いたり俯いたりさせて、呼吸吐納を行います。まるで神亀が服気（亀が水中から顔を出してゆっくり息を吸う様）し、静中に微動し、悠然として快適なさまに似ています。頭は「諸陽の会」と呼ばれ、全身の陽気が最も旺盛であり、最も集中している場所です。よって、頭の動きは、任督両脈や全身の陰陽の経脈の流れを導引します。また、頭の動き一つで全身の気の流れに影響を与える（「一動《うご》かば動かざるものなし」）ので、頭頂部を引き上げることによって全体の気が発動する「一牽《ひ》かば全局発動す」（『峨眉伸展功』第一式頭頂式七六〜七七頁参照）という状態を引き起こすのです。伝統導引術の中でいう、鶴首や龍頭、神亀服気、虚霊頂勁、百会上頂などは、皆これと関係しています。

腎中に先天の真気を蔵し、呼吸の方法を用いてそれを導引します。まさに峨眉の口訣で言う「後天が先天の気を引き動かし、緩やかに吐いて深く吸う」という意味なのです。この点も「肺腎並練」（肺と腎を同時に鍛える）、「金水相生」の法則をよく体現しています。

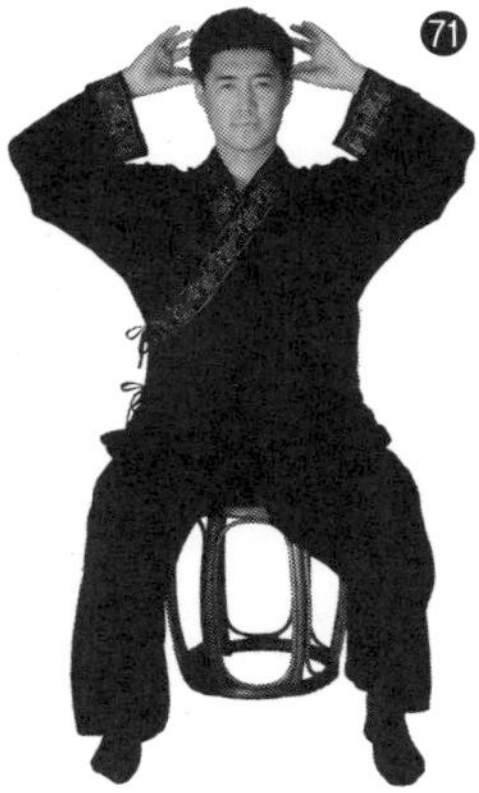
71

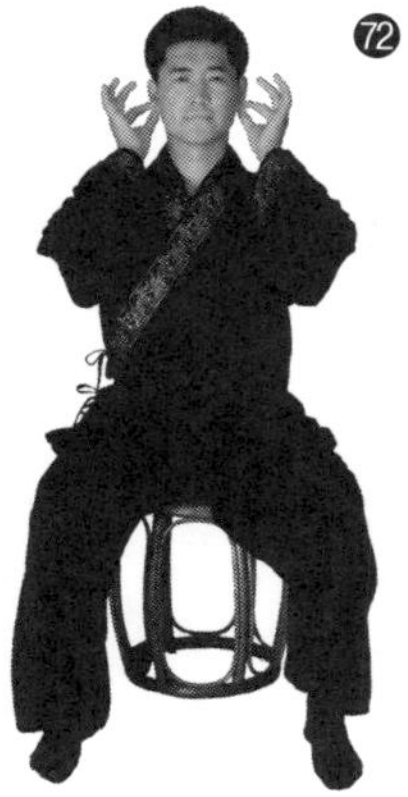
72

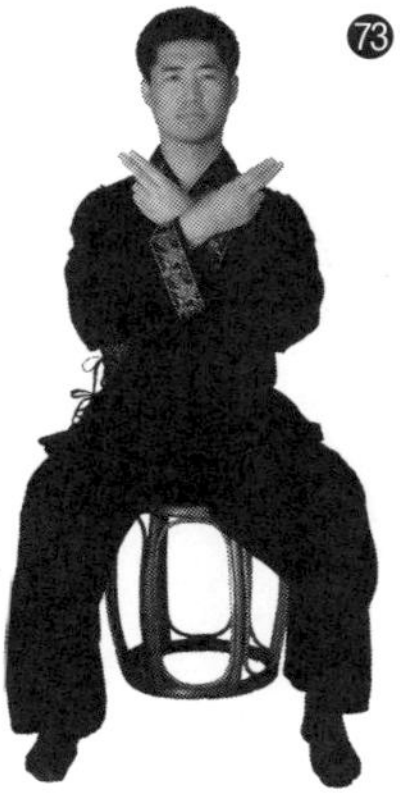
73

腎臓導引術は、返観、内視、観想の方法を用いています。練功者は、関係する部位や路線（通る道）をただ静かに観察するだけでよく、けっして妄想やイメージで「気」を巡らしてはいけません。

功後導引

1 城廓《じょうかく》

①身体を正して座り、足をしっかりと床に着け、全身を放鬆します。

②両手の人差し指と親指（鶴嘴勁《かくしけい》）で、両耳の先端「天《てん》城穴《じょうけつ》」を上に三回引っ張ります（図71）。

③次に耳たぶの「地廓穴《ちかくけつ》」を下に三回引っ張ります（図72）。

天城穴、地廓穴は耳尖《じせん》、耳垂《じすい》（耳たぶ）にある二つの経外奇穴です。天城穴は耳尖の上方に、耳を折り曲げて取穴します。地廓穴は、耳垂に取穴します。この二つのツボを引っ張ることを、昔の人は「城郭の修治」と呼びました。金水の相

74

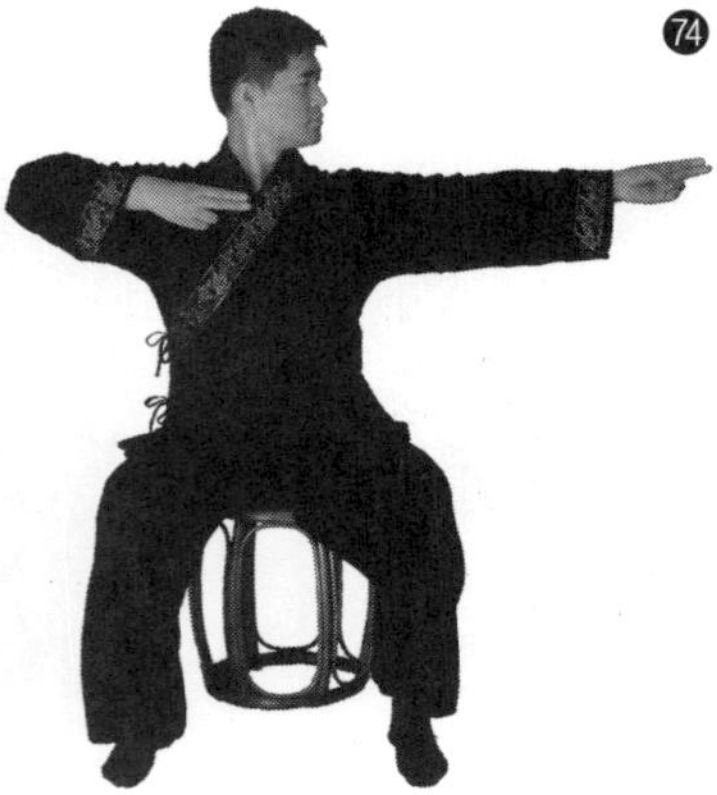

75

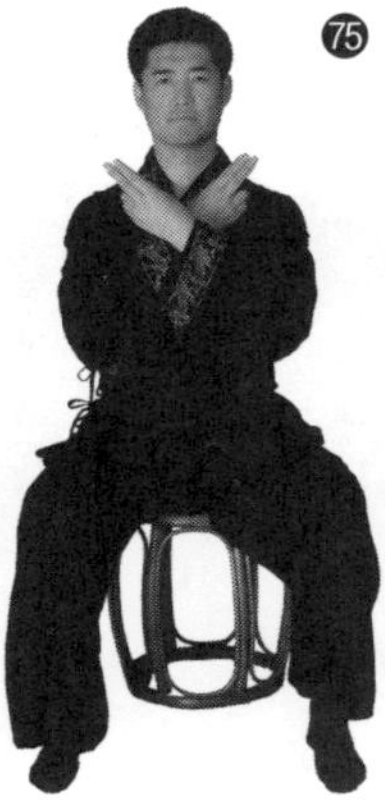

生を生み、肺腎を合わせて練ずることができます。

腎は耳に開竅し、耳は腎の五官のうちの一つであり、腎の精が充足していると聴覚がよく、腎の精が虚であると両耳は聴覚を失います。聴覚の変化を通して、一般的には腎気の盛衰情況を推断することができます。耳は肺の苗であり、耳そのものの変化を通して、肺臓の気血の変化を推測することができます。

2 射箭《しゃせん》

①両手で剣訣（峨眉天罡指穴法三十六式内功導引按蹻術の中の一手法。人差し指と中指をそろえてまっすぐ伸ばし、薬指と小指を曲げ、親指で薬指と小指の爪の部分をしっかりと押さえる）を作り、胸の前で手首を交差します。左手を内側、右手を外側にし、掌心を内に向けます（図73）。

②右手で弓を引き（拉弓《ろうきゅう》）、左手は腕を伸ばし矢を射ます（射箭）。このとき、頭を左へ回します（図74）。

③両腕を元に戻し、胸の前で手首を交差します。今度は右手を内側、左手を外側に変えます。両掌心を内に向けます（図75）。

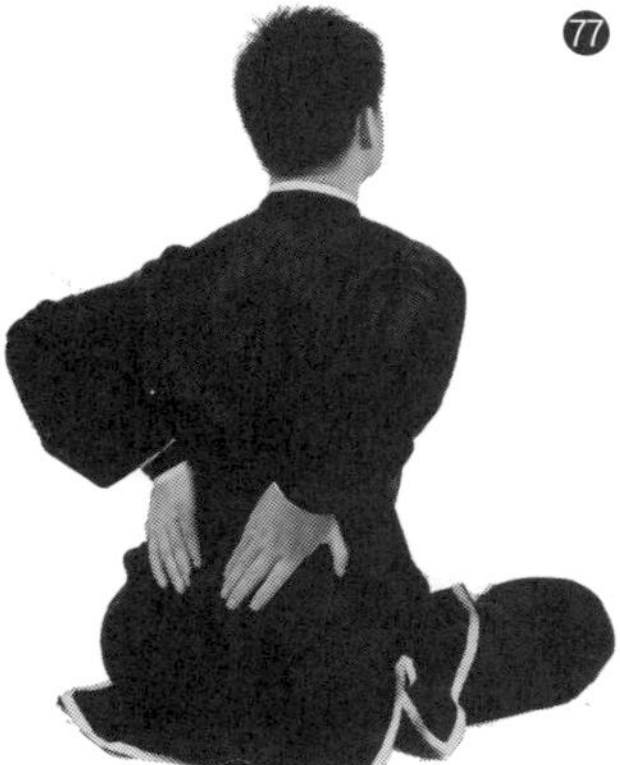

77

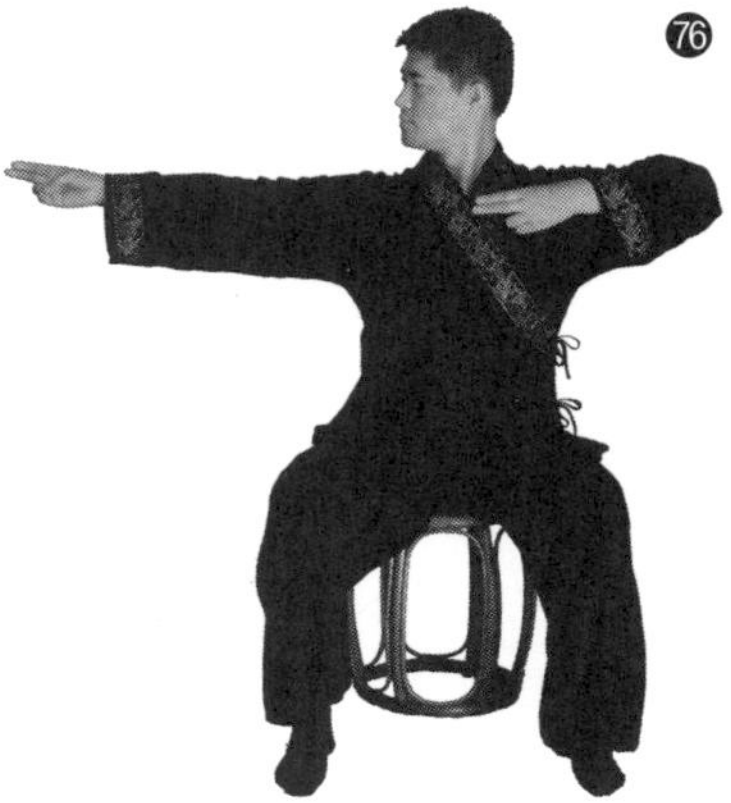

76

④左手で弓を引き（拉弓）、右手は腕を伸ばし矢を射ます（射箭）。このとき、頭を右へ回します（図76）。

上記の動作を、左右三回繰り返します。

「射箭」の導引の作用は、肝と肺を同時に調えることであり、また腰をねじる動作により、帯脈が弛んで開き、肝気の流れがよくなります。胸腔を開いたり合わせたりする練習は、心肺機能を高めます。

3 摩《ま》腰《よう》

①両手の掌心を背部の「腰眼」（命門穴、腎兪穴、志室穴）に当て、唇を閉じ、舌先を上の口蓋につけます（砥舌）（図77）。

②便をこらえるように提肛して、肛門を締めます。

③六本の大臼歯を、少し力を入れて噛みしめます。

④意識を用いて頭頂を「内視」します。

⑤上記の各項が終わったら、両手で腰眼を、一〇〇～三〇〇回擦ります。熱が腰眼に入る感覚をよしとします。

腰は腎の府です。腰を強壮にすれば、腎は健康になります。

肝腎は下焦にあり、乙癸《いっき》（木水）同源の関係にあり、足腰を強くすることによって、肝腎補益の働きを生みだします。功法の中の腰眼を摩ったり、津液を飲むのも腎を補うよい方法です。

合わせて練功できるその他の導引術

腎臓導引術は、以下の導引術と合わせて行うとその効果が倍増します。

峨眉十二庄：之字荘、心字荘、游龍荘、鶴翔荘、小字荘の中の部分動作

少林達摩易筋経十二式：三盤落地勢、臥虎撲食勢、打躬撃鼓勢、掉尾勢

二十四節気導引術：立夏、夏至、小暑、霜降、大雪、冬至、小寒、大寒などの節気導引術

健身気功・六字訣：吹字訣

峨眉伸展功：揺頭擺尾式、旋腰式、双角式、腰胯式、展腿式、左顧右盼式

峨眉虎歩功：峨眉派には、他にも腎臓に対して行う専門の導引術があり、虎歩功と呼ばれます。虎歩功は動功の一つで、「下元」（腎）の欠損に対して行う方法です。腰、腎の病証に対する専門的功法でもあり、またこの功法は、百利あっても一害なしなのです。下元陰虚火逆（腎水の不足により相対的に気が多くなった状態）が原因の高血圧症の人には、とてもふさわしい練功方法です。

腎臓の保養に用いるツボ

1　湧泉穴《ゆうせんけつ》

湧泉穴は、足底部にあり、足指を屈したとき、前部にできる陥凹部、足の第二指と第三指の付け根の間の点から踵を結んだ線の前から三分の一、後ろ三分の二を分ける線の交差上に取穴します（図78）。行気、導引、武術、推拿ではよく用いられるツボです。

主に、頭頸痛、めまい、目のかすみ、喉の痛み、ドライマウス、失語症、大腿内側の疼痛、足心部の熱、嗜臥《しが》（すぐ横になりたがる）、小児の引きつけ、排尿障害、便秘などの治療に用います。

78

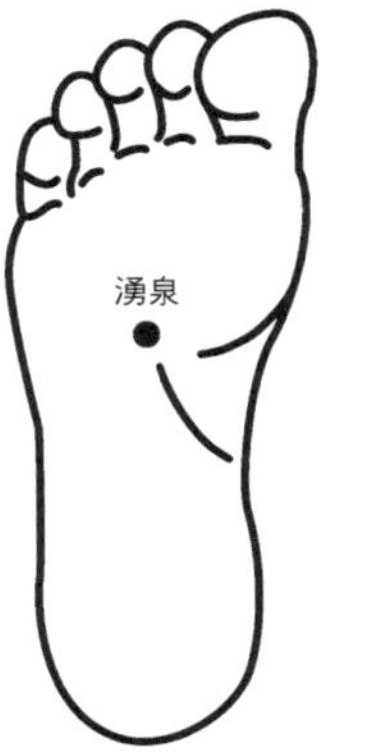

2　太谿穴《たいけいけつ》

太谿穴は、足の少陰腎経に属し、本経の兪穴であり、原穴です。足の内踝の後方、内踝とアキレス腱の間の陥凹部、脈に触れるところに取穴します（図79）。

丹道医学には、特殊な脈診方法があり、このツボから腎気の断続を診て病人の生死を診断することができます。

太谿穴は、主に、踵の痛み、歯の腫れ、胸痛、腎経の邪熱、

⑲

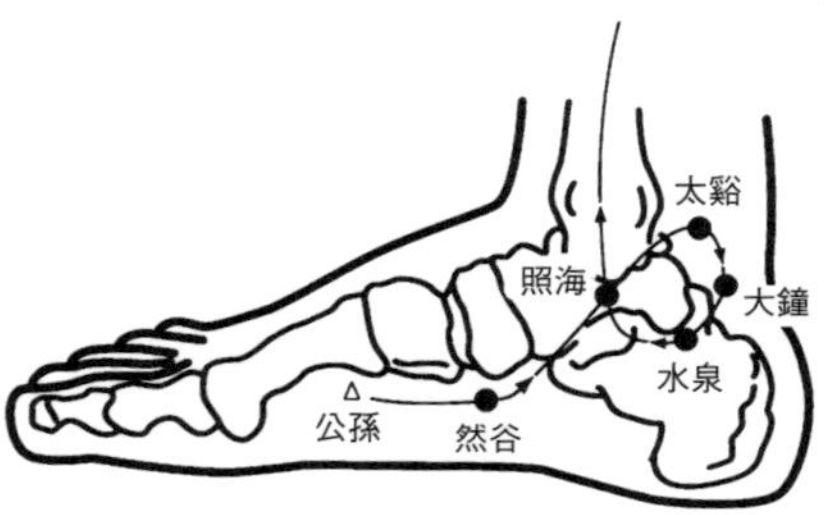

湿熱骨痿《こつい》などの症状（湿熱が腎経脈に侵入して起こる痿症、筋力の低下や筋委縮）などの治療に用います。

3 腎兪穴《じんゆけつ》

第二腰椎の棘突起の下（督脈の命門穴）から横に一寸五分（約四・五センチ）に取穴します。足の太陽膀胱経に属し、中医学の五臓の腎臓の気が注ぐ背中の体表の重要なツボです。腎は、人体にとって非常に重要な器官であり、腎兪穴もたいへん重要です。また腎兪穴は、導引行気、推拿の点穴、鍼灸でもよく用いるツボでもあります。

主に、腎虚の諸症状、五労七傷[訳注]、夜尿症、遺精、勃起障害、月経不順、帯下、水腫、耳鳴り、聴力障碍、頻尿や排尿困難など（淋濁）、腰痛、腰背痛（風寒湿が侵入し気血の流れを阻害したことによる）などの治療に用います。

訳注：五労七傷　同じ姿勢を長くすることや、事や状況が過多、苛酷になり身体に現れた不調。
五労―五臓の虚労病証では心労・肝労・脾労・肺労・腎労（『証治要訣』より）。
「長く目を使えば心が疲れ血を傷つけ、長く臥せば肺が疲れ気を傷つけ、長く座れば脾が疲れ肉を傷つけ、長く立っていれば腎が疲れ骨を傷つけ、長く歩けば肝が疲れ筋を傷つける。」（『素問宣明五気篇』より）

七傷―「大飲は脾を傷つける。大怒気逆は肝を傷つける。無理に重い物を持ち上げる、湿気た場所に長く座るのは腎を傷つける。身体を冷やし、冷たいものを飲むのは肺を傷つける。憂愁思慮は心を傷つける。風雨寒暑は形を傷つける。恐懼、性生活の不節制は志を傷つける。」(『諸病源候論』より)

4 委中穴《いちゅうけつ》

委中穴は、脚の裏側の膝窩横紋の中央、拍動のある場所で、そこに二本の細い筋があり、この筋を動かして、その下に取穴します。委中穴は、足の太陽膀胱経に属し、足の太陽脈が入り、合土穴(脈気が入る陽経のツボ)となり、導引や鍼灸でよく用いられます。

主に、すべての足腰の痛みや怠さ、風湿麻痺(リウマチなど)、膝の屈伸不能、眉毛の脱毛、丹毒(真皮の化膿性炎症)、疔瘡《ちょうそう》(面疔)、多汗、寝汗などの症状の治療に用います。

5 命門穴《めいもんけつ》

命門穴は、腰にあり、身体の後ろの正中線上、第二腰椎の棘突起の下の陥凹部、第二腰椎と、第三腰椎の間に取穴します(図80)。命門穴は、経絡では、「奇経八脈」の「督脈」の要穴であり、人体の「元気の根」、「十二経脈の海」でもあり、生命にとっても重要な門戸であるため、命門と呼ぶのです。命門は、「行気導引」の「降気」、「開気」で、重要な役割を担っています。

主に、気の損傷による腰痛、脊背部のこわばり、夜尿症、頻尿、下痢(水様便)、遺精、白濁、勃

⑳

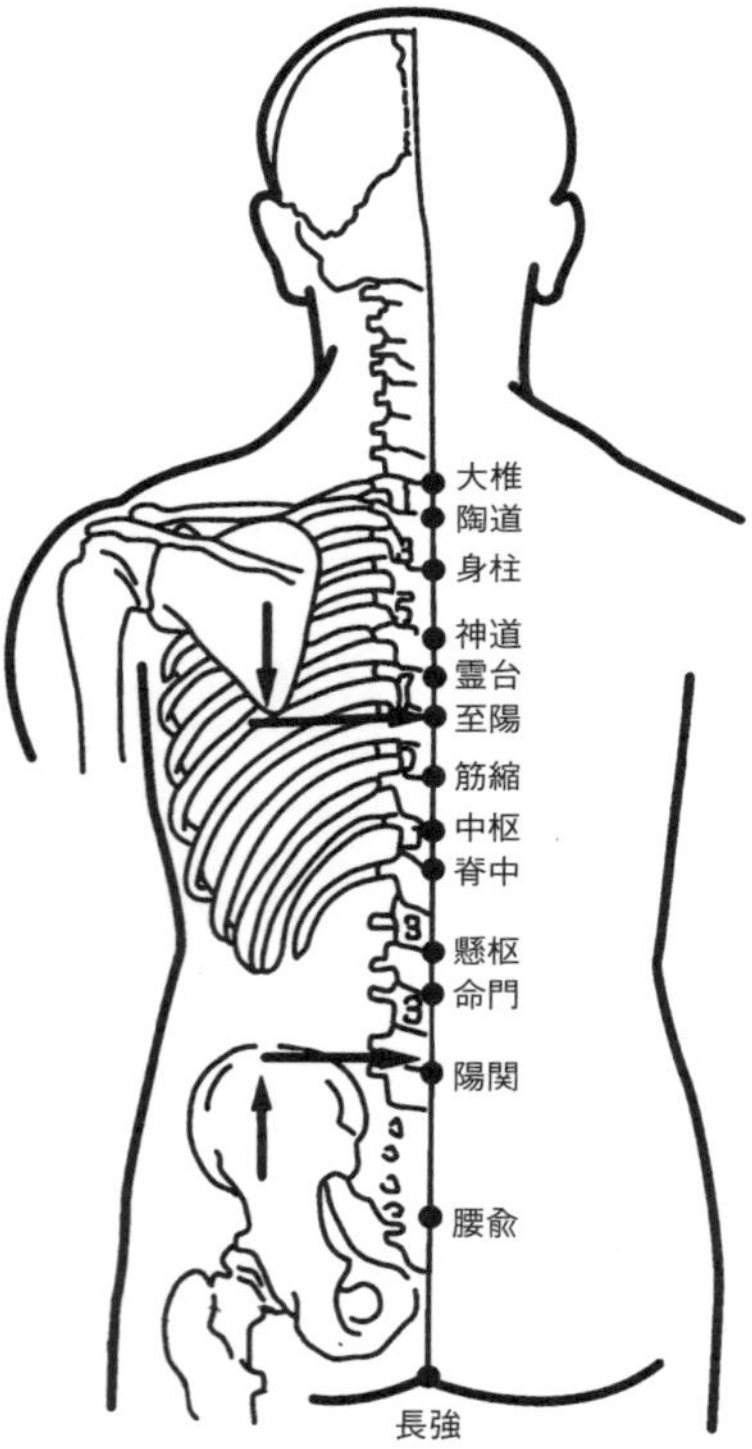

起障害、早漏、赤白帯下、反復流産、五労七傷、めまい、耳鳴り、癲癇、パニック障害、手足の冷えなどの症状の治療に用います。

6 気海穴《きかいけつ》

気海穴は任脈の経穴に属し、臍の下一寸五分（約四・五センチ）に位置し、行気、導引のとき、下元（腎）の真気不足、気が元に戻らないときにこのツボを用います。

主に、臓腑の気虚、腰膝の痙攣、神経衰弱、婦人科の疾患、膣萎縮、陽気のひどい消耗による虚脱症状などの治療に用います。このツボは、お灸に適し、鍼には不向きです。

腎臓が好む食物

中医学の伝統理論によると、腎臓によい食物には以下のものがあります。

穀類：黒豆（楕円形のもの）、大豆

肉卵類：鶏肉、豚肉、鹿肉、鶉肉、雀、牛の腎臓、豚の腎臓、羊の腎臓、鹿鞭《ロクベン》（鹿のペニス）、牛鞭（牛のペニス）、鶏の腎臓、鴨（アヒル）の腎臓、羊外腎（羊の睾丸）、海狗腎《カイクジン》（オットセイの腎臓）など

水産類：牡蠣

野菜類：ネギ

果物：桃

ドライフルーツ：栗

薬草類：鹿含草《ロクガンソウ》（イチャクソウ）、熟地黄（蒸してから乾燥した地黄）、クコ、烏霊参《ウレイジン》、蛇銜草《ジャカンソウ》、柏子《ハクシ》仁《ニン》、藿香《カッコウ》

調味料類：適量の塩

付録

五臓導引術誘導の言葉

一、肝臓導引術誘導の言葉

1 肝臓導引術

破而後立、繭化為蝶
調肝解鬱、百毒化解

自分に適した姿勢を選び､両手を「握固」にして「千金閘」の手印を結び､右脇に軽く当てます。頭、首をまっすぐにして、脊柱を立て、含胸にし、舌を上顎につけて、両目の瞼を自然に降ろすか、あるいは軽く目を閉じます。呼吸は自然にして、心を安静にし、全身を放鬆させます。

息を吸うごとに、心の中で GE（グア）と歌います
息を吐くごとに、声に出して WO（ウオ）と歌います
毎回心の中で歌うときも声に出して歌うときも、音が身体の中で振動し、響き、身体の隅々まで伝わっていくことを体感します。

吸って、心の中で GE（グア）と歌います
吐いて、声に出して WO（ウオ）と歌います
吸って、心の中で GE（グア）と歌います
吐いて、声に出して WO（ウオ）と歌います

この「音符」を歌う中で、身体、呼吸、さらには心に、さまざまな反応や変化があります。でも、あなたはただ静かに聴いて、歌って、それらすべてを観察するだけでよいのです。来るものも去るものも自然にまかせ、あなたは静かな心を保ち続けていればよいのです。

以上のことを忘れないで、準備ができたら、私たちの肝臓のために歌いましょう。

(音楽の中の歌に合わせます)

呼吸を調えて、全身の経絡が通ります。静かに心の中で歌います。声に出して歌います。

(音楽の中の歌に合わせます)

呼吸を調えて、全身の経絡が通ります。静かに心の中で歌います。声に出して歌います。

(音楽の中の歌に合わせます)

呼吸を調えて、全身の経絡が通ります。肝気がスムーズに流れ、心身は健康になります。

2 肝臓導引術功後導引法

(1) 摩運

両手で摩ります。上へ、下へ

吸って、収腹(腹を入れて)、

吐いて、身体を回しながら腹部を摩ります。

両手で摩ります。上へ、下へ

吸って、収腹、
吐いて、身体を回しながら腹部を摩ります。
両手で摩ります。上へ、下へ
吸って、収腹、
吐いて、身体を回しながら腹部を摩ります。
両手で摩ります。上へ、下へ
吸って、収腹、
吐いて、身体を回しながら腹部を摩ります。
両手で摩ります。上へ、下へ
吸って、収腹、
吐いて、身体を回しながら腹部を摩ります。
両手で摩ります。上へ、下へ
吸って、収腹、
吐いて、身体を回しながら腹部を摩ります。
両手を軽く右脇に当て、静かに聴いて、黙想します。

（2）熨摩

両手を膻中と乳根に当て、両手の熱がその部位から身体の中に伝わるのを感じます。
当てた両手を時計回りに回して軽く揉みます。逆方向にも行います。
両手の動きを止めて、手の熱がその部位から身体の中に伝わるのを感じます。
息を吐いて、両手を下におろして元に戻し、全身を放鬆させます。
肝臓導引術の練習は終わりました。皆さんが、健康で、思いが叶いますように。

二、心臓導引術誘導の言葉

1 心臓導引術

紅蓮倒懸、綻放心田
寧心安神、喜悦常存
自分に適した姿勢を選び、両手を握って「金鈎印」を結び、臍下の腹部に軽く当てます。頭、首をまっすぐにして、脊柱を立て、含胸にし、舌を上顎につけて、両目の瞼を自然に降ろすか、あるいは軽く目を閉じます。呼吸は自然にして、心を安静にし、全身を放鬆させます。
息を吸うごとに、心の中でZHEN（ヂェン）と歌います
息を吐くごとに、声に出してDENG（ダン）と歌います
毎回心の中で歌うときも声に出して歌うときも、音が身体の中で振動し、響き、身体の隅々まで伝

わっていくことを体感します。
吸って、心の中でZHEN（ヂェン）と歌います
吐いて、声に出してDENG（ダン）と歌います
吸って、心の中でZHEN（ヂェン）と歌います
吐いて、声に出してDENG（ダン）と歌います

この「音符」を歌う中で、身体、呼吸、さらには心に、さまざまな反応や変化があります。でも、あなたは、ただ静かに聴いて、歌って、それらすべてを観察するだけでよいのです。来るものも去るものも自然にまかせ、あなたは静かな心を保ち続けていればよいのです。

以上のことを忘れないで、準備ができたら、私たちの心臓のために歌いましょう。


（音楽に合わせます）

呼吸を調えて、全身の経絡が通ります。静かに心の中で歌います。声に出して歌います。

（音楽に合わせます）

呼吸を調えて、全身の経絡が通ります。静かに心の中で歌います。声に出して歌います。

（音楽に合わせます）

呼吸を調えて、全身の経絡が通ります。静かに心の中で歌います。声に出して歌います。

2　心臓導引術功後導引法

（1）築拳

両手を握って拳にし、（両手の拳面の）中指を合わせます。

力を入れて押して、弛めて、押して、弛めて、押して、弛めます。

（2）龍蹬

両手の指を組んで、左足で両手の真ん中を踏みます。

踏みつけるように力を入れて左足で両手を押しながら、左脚を伸ばすと、腕が伸びます。

腕を曲げて、脚を胸の前に引きます。

踏みつけるように力を入れて左足で両手を押しながら、左脚を伸ばすと、腕が伸びます。

腕を曲げて、脚を胸の前に引きます。

踏みつけるように力を入れて左足で両手を押しながら、左脚を伸ばすと、腕が伸びます。

腕を曲げて、脚を胸の前に引きます。

両手を弛めて、放鬆させて元に戻します。

次は右の練習をします。

踏みつけるように力を入れて右足で両手を押しながら、右脚を伸ばすと、腕が伸びます。

腕を曲げて、脚を胸の前に引きます。

踏みつけるように力を入れて右足で両手を押しながら、右脚を伸ばすと、腕が伸びます。

腕を曲げて、脚を胸の前に引きます。

踏みつけるように力を入れて右足で両手を押しながら、右脚を伸ばすと、腕が伸びます。

腕を曲げて、脚を胸の前に引きます。

両手を弛めて、放鬆させて元に戻します。

心臓導引術の練習は終わりました。皆さんが、健康で、思いが叶いますように。

三、脾臓導引術誘導の言葉

1 脾臓導引術

合和之力　運化之功
健脾和胃　食欲倍増
自分に適した姿勢を選び、両手を自然に交差して「真臓印」を結び、左腹部に軽く当てます。頭、首をまっすぐにして、脊柱を立て、含胸にし、舌を上顎につけて、両目の瞼を自然に降ろすか、あるいは軽く目を閉じます。呼吸は自然にして、心を安静にし、全身を放鬆させます。
息を吸うごとに、心の中でGONG（ゴン）と歌います
息を吐くごとに、声に出してGUO（グオ）と歌います
毎回心の中で歌うときも声に出して歌うときも、音が身体の中で振動し、響き、身体の隅々まで伝

わっていくことを体感します。
吸って、心の中でGONG（ゴン）と歌います
吐いて、声に出してGUO（グオ）と歌います
吸って、心の中でGONG（ゴン）と歌います
吐いて、声に出してGUO（グオ）と歌います
この「音符」を歌う中で、身体、呼吸、さらには心に、さまざまな反応や変化があります。でも、あなたは、ただ静かに聴いて、歌って、それらすべてを観察するだけでよいのです。来るものも去るものも自然にまかせ、あなたは、静かな心を保ち続けていればよいのです。
以上のことを忘れないで、準備ができたら、私たちの脾臓のために歌いましょう。
（音楽に合わせます）
呼吸を調えて、全身の経絡が通ります。静かに心の中で歌います。声に出して歌います。
（音楽に合わせます）
呼吸を調えて、全身の経絡が通ります。静かに心の中で歌います。声に出して歌います。
（音楽に合わせます）
呼吸を調えて、全身の経絡が通ります。静かに心の中で歌います。声に出して歌います。

2 脾臓導引術功後導引法

(1) 熊蹲

右脚を曲げて座り、左脚を前に伸ばします。
顔を上げて、腰を伸ばし、つま先は内側に入れます。
上体をかがめ、足をつかみ、つま先は前に伸ばします。
顔を上げて、腰を伸ばし、つま先は内側に入れます。
上体をかがめ、足をつかみ、つま先は前に伸ばします。
顔を上げて、腰を伸ばし、つま先は内側に入れます。
上体をかがめ、足をつかみ、つま先は前に伸ばします。
両足を伸ばし、全身を放鬆させます。
左脚を曲げて座り、右脚を前に伸ばします。
顔を上げて、腰を伸ばし、つま先は内側に入れます。
上体をかがめ、足をつかみ、つま先は前に伸ばします。
顔を上げて、腰を伸ばし、つま先は内側に入れます。
上体をかがめ、足をつかみ、つま先は前に伸ばします。
顔を上げて、腰を伸ばし、つま先は内側に入れます。
上体をかがめ、足をつかみ、つま先は前に伸ばします。

両足を伸ばし、全身を放鬆させます。

（2）虎視

両膝を曲げて跪き（正座）、両手を床につけ、顔を上げて、腰を伸ばし、目を見開き、前上方を注視します。

頭を左に捻り、後ろを注視します。
頭を上げ、腰を伸ばし、上方を注視します。
頭を右に捻り、後ろを注視します。
頭を上げ、腰を伸ばし、上方を注視します。
頭を左に捻り、後ろを注視します。
頭を上げ、腰を伸ばし、上方を注視します。
頭を右に捻り、後ろを注視します。
頭を上げ、腰を伸ばし、上方を注視します。
頭を左に捻り、後ろを注視します。
頭を上げ、腰を伸ばし、上方を注視します。
頭を右に捻り、後ろを注視します。
頭を上げ、腰を伸ばし、上方を注視します。

身体を起こして正座し、全身を放鬆させます。
脾臓導引術の練習は終わりました。皆さんが、健康で、思いが叶いますように。

四、肺臓導引術誘導の言葉

1 肺臓導引術

風停雲凝　気定神斂
養肺益気　百邪不侵

自分に適した姿勢を選び、両手を「握固」にして「金剛杵」の手印を結び、胸の前膻中穴に軽く当てます。頭と首をまっすぐにして、脊柱を立て、含胸にし、舌を上顎につけて、両目の瞼を自然に降ろすか、あるいは軽く目を閉じます。呼吸は自然にして、心を安静にし、全身を放鬆させます。
息を吸うごとに、心の中でSHANG（シャン）と歌います
息を吐くごとに、声に出してANG（アン）と歌います
毎回心の中で歌うときも声に出して歌うときも、音が身体の中で振動し、響き、身体の隅々まで伝わっていくことを体感します。
吸って、心の中でSHANG（シャン）と歌います
吐いて、声に出してANG（アン）と歌います

吸って、心の中でSHANG（シャン）と歌います
吐いて、声に出してANG（アン）と歌います
この「音符」を歌う中で、身体、呼吸、さらには心に、さまざまな反応や変化があります。でも、あなたはただ静かに聴いて、歌って、それらすべてを観察するだけでいいのです。来るものも去るものも自然にまかせ、あなたは静かな心を保ち続けていればよいのです。

以上のことを忘れないで、準備ができたら、私たちの肺臓のために歌いましょう。

（音楽の中の歌に合わせます）
呼吸を調えて、全身の経絡が通ります。静かに心の中で歌います。声に出して歌います。

（音楽の中の歌に合わせます）
呼吸を調えて、全身の経絡が通ります。静かに心の中で歌います。声に出して歌います。

（音楽の中の歌に合わせます）
呼吸を調えて、全身の経絡が通ります。肺気がスムーズに流れ、心身は健康になります。

2 肺臓導引術功後導引法

（1）開胸

両腕を自然に体側におきます。
両肘を後ろに引いて、肩を開き胸を広げ、項を縮め、頭を身体の内に入れるようにします。

両腕を前に伸ばし、手首を胸の前で交差させます。

含胸、抜背
両腕を元の体側に戻します。

両肘を後ろに引いて、肩を開き胸を広げ、項を縮め、頭を身体の内に入れるようにします。

両腕を前に伸ばし、手首を胸の前で交差させます。

含胸、抜背
両腕を元の体側に戻します。

両肘を後ろに引いて、肩を開き胸を広げ、項を縮め、頭を身体の内に入れるようにします。

両腕を前に伸ばし、手首を胸の前で交差させます。

含胸、抜背
両腕を元の体側に戻します。

(2) 轆轤

肩を左右別々に、三回まわします。一、二、三。

両肩を同時に、三回まわします。一、二、三。

腕を元に戻して、全身を放鬆させます。

肺臓導引術の練習は終わりました。皆さんが、健康で、思いが叶いますように。

五、腎臓導引術誘導の言葉

1 腎臓導引術

天一生水，潤入心間

益腎養元，腰骨強健

自分に適した姿勢を選び、両手で作ったリングを繋げて「元始印」を結び、自然に胸の前に置きます。頭、首をまっすぐにして、脊柱を立て、含胸にし、舌を上顎につけて、両目の瞼を自然に降ろすか、あるいは軽く目を閉じます。呼吸は自然にして、心を安静にし、全身を放鬆させます。

息を吐くごとに、顔を少し上げながら、脊柱全体に沿って、さらには背中全体を上から腰まで返観内視（意識を身体の内部に向け、気血の巡りの変化、感情の変化、身体感覚の変化を感じる）します。そこから折れて内に向かい両側の腎臓を観想します。そこで少し停めます。

息を吸うごとに、頭を戻して首を立てながら、胸腹部の正中線に沿って、さらには胸腹部全体を上から腰まで返観内視します。そこから方向を変えて内に向かい両側の腎臓を観想します。そこで少し停めます。

呼吸が、そこまで深く長くできないかもしれませんが、かまいません。観想を速くしてもよいし、随時自由に呼吸してもかまいません。ただ観想の路線と頭の動きは正しく行って下さい。

自分の身体の状況によって、この呼吸や観想の練習は、随時止めてもかまいません。そのときは、しっかりと整えてから、次の呼吸と観想の練習を行います。必ず自然に行うことを原則として下さい。

吐いて、顔を上げて

吸って、頭を戻して

吐いて、顔を上げて

吸って、頭を戻して

この呼吸と内視観想の練習を行う中で、身体、呼吸、さらには心に、さまざまな反応や変化があります。でも、あなたは、ただそれらすべてを観察するだけでよいのです。来るものも去るものも自然にまかせ、あなたは静かな心を保ち続けていればよいのです。

以上のことを忘れないで、準備ができたら、私たちの腎臓のために呼吸と瞑想の練習をしましょう。

2　腎臓導引術功後導引法

(1)　城廓

両手の人差し指と親指で、両耳の先端「天城穴」を上に引っ張ります。

耳たぶの「地廓穴」を下に引っ張ります。

天城、地廓

天城、地廓

（2）射箭

両手で剣訣《けんけつ》を作り、

胸の前で手首を交差し、左の開弓射箭勢を行います。

胸の前で手首を交差し、右の開弓射箭勢を行います。

胸の前で手首を交差し、左の開弓射箭勢を行います。

胸の前で手首を交差し、右の開弓射箭勢を行います。

胸の前で手首を交差し、左の開弓射箭勢を行います。

胸の前で手首を交差し、右の開弓射箭勢を行います。

（3）摩腰

両手を腰眼に当て、少し顔を上げて、頭頂を内視し、提肛して、奥歯を噛みしめて、少し息を止めます。

その後、両手で腰眼を連続して擦ります。そして熱が腰眼から体内の腎臓に入る気持ちよさを体感します。長く続けて行うと老化を防ぐことができます。

腎臓導引術の練習は終わりました。皆さんが、健康で、思いが叶いますように。

後　記

中国峨眉養生学八〇〇年の伝承

中国の養生文化の歴史は、少なくとも五〇〇〇年前まで遡ることができます。歴代の養生家は、大自然や社会環境、日常生活におけるさまざまな経験を総括し、養生文化を育みながら、次第に多くの流派を形成してきました。そのなかでも「峨眉丹道医薬養生学派」は、広範囲に影響を及ぼし、内容が豊富で、完成した体系をもつ一大流派です。その内容は、医学・気功・武術・仏教・道教および現代における栄養学・体育・生態・環境・社会・音楽・書画・芸術等のさまざまな範疇に及び、奥深い理論体系をもち、広範囲にわたり実践し、応用されて今日まで伝えられてきました。峨眉丹道医薬養生学は、過去においては、ごく少数の人々に、秘密裏に伝えられてきており、また学習者に対しては、多くの厳格な要求が課せられたので、その精髄を本当に理解する者はたいへん少なかったのです。しかし、このことは、逆に外部の医薬養生学の余計な干渉を受けることなく、古代医薬養生学の本来の姿を、比較的そのまま保つことができたという結果を生みました。また近年失われてしまった多くの貴重な方法も、峨眉丹道医薬養生学の中に保存、珍蔵することができたのです。

峨眉丹道医薬養生学派は、中国四川省の峨眉山を発祥の地とし、中国仏教の中の禅宗の一派である臨済宗に属し、南宋末、峨眉山金頂の白雲禅師によって創設されたものであると伝えられています。そしてその後、師弟間での伝授という方法で、峨眉の内部で伝承されてきました。しかし、一九五〇年代に、本学派一二代伝人の丹医大師で、元山西省中医薬研究院の著名な中医師であった周潜川先生（鎮健居士）が、初めて社会に向けて一部の内容を公開しました。その影響は、はかり知れなく広汎に及びました。私は、二〇余年前、幸運にも本学派一三代伝人達の徐一貫、楊凱、李国章、周巣父、周懐姜など数名の先生から教授、指導を受けることができました。そして、峨眉の学術の広さや深さに、たいへん感じ入りました。その後二〇年余り、努めて学習し、実践を重ね、一時でも中断することはありませんでした。

峨眉丹道医薬養生学派は、長年に渡る不断の改善と発展を経て、理論と実践が融合した豊富な内容をもつ独特の体系を、徐々に形成してきたのです。この深遠な内容は、主に気功・医薬・食餌の三つの分野から成り立っており、略称して「気功薬餌療法」と呼ばれています。これは、現代医学が、運動・医薬・栄養を、健康を保証する三要素であるとする意見と、はからずも一致しています。

本学派の功法には、気功と武功の二種類があり、養生、保健という働きだけでなく、また敵を制して身を守る一面も併せもっています。主なものに、峨眉十二荘、峨眉法済荘、峨眉臓腑導引術、峨眉六大専修功、峨眉専修小功法、周天搬運法、帰一清静法、峨眉紐糸拳、峨眉剣、峨眉棍などがあります。

医薬の分野では、本学派は、古典丹道医学の主流正伝を継承しています。理論と実践の両者が充実し、それらが体系化しています。その治療効果にも目を見張るものがあります。また、消滅に瀕していた多くの古典医学理論や診療技術、たとえば、陰陽大論、証治大法、鍼灸大法や二十部分経候脈（遍診法）、経絡裡支内照図、内功推拿導引按蹻術、盤龍針法、玄門四大丹、玄門九九八十一小丹などが、本学派に残されています。

食餌の分野では、養生、保健を含め、疾病の保養、治療のさまざまな飲食法があります。その調理法によって、菓子、チーズ、膏露（甘露）、清蒸（醤油などの調味料は使わずに蒸したもの）、紅燴（トマトソース煮込み）、粉蒸（もち米の粉をまぶして蒸したもの）、烤炸《こうさく》（焼きもの、揚げもの）、熘炒《りゅうそう》（炒めあんかけ）、燜燉《もんとん》（煮込み）などに分類され、また、その材料によって、血肉（肉、魚介）類、草木類、菜蔬《さいそ》（野菜）類、霊芝類、香料類、金石類などに分類されます。またそれらをまとめて、さらに葷腥《くんせい》（生臭物）門と素淨（精進物）門の二つに大別されます。

峨眉丹道医薬養生学派は、導引を用いて人体の気脈の循環を整え、五臓六腑や身体全体の機能を強め、疾病の侵入を防ぐことや、食餌の方法を用い人体の精気を補い、気血を旺盛にし、巡りをよくし、人体の陰陽の偏りを調節すること、そしてまた、医薬の方法を用いて気血の偏りや欠損を補い、病人を治療し助けることを重んじています。導引、食餌、医薬の三者を弁証し、科学的にそれらを組み合わせて運用すると、相互に作用し、より素晴らしい効果を得ることができます。これを臨床に応用すると、よく想像以上の効果を得ることがあります。この理論の理解や実践を高めていけば、人々の養生保健の全体のレベルが上がり、将来必ず積極的に養生保健を推進する一助となるでしょう。

中医、中薬、鍼灸、推拿、導引、太極、武術などは、今日、世界から大いに注目されつつあります。

これら養生文化は、中国の伝統文化の重要な要素であり、また豊かな深遠な学問です。その思想の核心にあるのは、「天人合一」の生命価値観です。本来の健康は外部からの助力に頼るだけではなく、自らホリスティックな健康的な日常生活を送ることが必要です。それには、飲食の仕方、医薬の用い方、日常の立ち居ふるまい、適切な休息と運動、また知的活動や感情のあり方、道徳心を培うことなどが含まれます。これらがコントロールされ調整されると、心身の調和がはかられ、次に社会、さらには自然とも調和がとれるのです。それでこそ、トータルな正真正銘の健康状態が得られるのです。

人の命は短く、限りがあります。しかし、知識は多く限りがありません。たとえ一生をかけて精力的にどれほど学習し、研究を行っても、決して足りることはありません。どのような知識であっても、それは数えきれない多くの人々の長い年月の累積によって形成されているのです。まさにこうして人類の文明や科学技術は、絶え間なく進歩を遂げてきたのです。中国伝統文化は、ことさらこの経験と知識の累積を重視し、これを「伝承」と呼んでいます。伝承は、伝授と継承の過程で生まれます。伝承を得るということは、幾多の先人の数えきれない年月によって蓄積された特有の中医学、導引、武術などを習得するということです。そして、「伝承」をさらに重視して考えると、「伝承」を得た人こそ、学問、技術の精髄を継承し、絶えず更新し、大いに広め、後世に伝えていく責務を負っているのです。

二〇一〇年九月

張 明亮

解説　いのちの音

稲葉俊郎

わたしたちは常に音に包まれている。自然の音もあるし、人工的な音もある。人間は音楽を創造した。音と音とが響きあうことで音楽は創造される。なぜわたしたちは音楽を必要とし、つくりだしたのだろう。

わたしたちは常に音を包みこんでもいる。体の中には内臓があり、生命の世界がある。そこでは数多くの細胞が生きて動いていて、そのおかげでわたしという全体も生きている。自然の音であり、いのちの音。わたしたちは日々こうした生命の音を内部から聞いているはずだが、音楽と同じで、聞き取ろうと意識しない限りその音楽を受け取ることはできない。

本書『五臓の音符』は、張明亮老師による八〇〇年の歴史を持つ中医五臓導引術による、人体と音に関する実践的な著作である。本書で語られる中医五臓導引術は、かつては「秘伝」とされ、伝承者の中で口伝により伝えられてきた養生法である。秘法や秘術とされたものが、昨今の情報革命により一般の我々にもこうして享受できるようになったことは大変喜ばしいことである。ただ、受け手側も真摯に学ぶ必要がある。元々口伝で伝えられてきたものは、相手の身体性や精神性を見ながら時期を見て個人的に伝授されてきたものであるから、張明亮老師の丁寧な解説を咀嚼しながら（姿勢の指示も細かく指示されている）、時には行間を読みながら師匠から弟子が学び取るように読んでいきたい。

中医学には「五臓学説」というものがある。生命を三つの要素（精、気、神）に分け、人体を五つのシステム（肝、心、脾、肺、腎）に分けて考えてみる。生命というシステムが、そうした要素の調和やバランス、関係性の中で成立していると考える見方である。ここで注意したいのは、中医学で言う「心」は、西洋医学での「心臓」とは異なる概念であるということだ。中医学の「心」は、西洋医学での「心臓」を含みながら、それよりも大きい「心」システムを指していると考えてほしい。人体を、「肝」、「心」、「脾」、「肺」、「腎」という五つのシステム（五つの臓器ではなく）の組み合わせやバランスで考えるということだ。中医学での「肝」は、臓器としての肝臓を含みながら、他にも、胆、目、身体の両側、全身の筋（筋肉、筋膜、靭帯など）という人体、全身の血液の分配や調整能力という働き、肝経、胆経などの経絡、そして怒りなどの感情（心の働き）も含まれている。

これは、サイン（記号）とシンボル（象徴）の関係に似ている。サイン（記号）は、一対一の関係性を持ち、一つの意味を示すものだ。サイン（記号）の例として道路標識がある。道路標識に複数の意味があったら車の運転時に混乱するだろう、それに対して、シンボル（象徴）は多くの意味を同時に含んでいるものだ。芸術で扱うのはこうしたシンボル（象徴）が多い。西洋医学での「肝臓」は具体的に触れることのできる物質としての「肝臓」そのものを記号的に意味するが、伝統医学での「肝」は、肝臓だけではなく、人体の働きの中で一連の関係性があるシステム全体を一つのシンボルとして象徴している。本書を読むときにも、イマジネーションを活発にさせ、複数の働きを同時にイメージしながら読んでいただきたい。優れた芸術作品からは色々なイメージが想起されるように、そうした心持ちで自分自身の見えざる身体の働きを感じてほしい。

本書では、「肝」、「心」、「脾」、「肺」それぞれに対する音が紹介されている。ただ、「腎」だけは閉じて硬く密にすることが求められているので、音により振動させて開くことは不適当と考えられており、「腎」に関してだけは意念などのイメージにて養生を行う。「腎」にも姿勢と手印はあるので、詳しくは本書を読んでいただきたい。「五臓」（厳密には「腎」を抜かした四臓になるが）それぞれに決まっている固有の音と旋律は、ただ聞いているだけでも心地よく人体に響いてくる音律である。音を聴き、その後に声に出し、その後に歌う、という三つの段階を経ていく。それぞれの段階で感じることは異なるだろう。聴くだけではあくまでも受動的となるので、必ず付録の音源に従って実際に声を出して自分自身の体に響かせてほしい。

では、そもそもこうして本書で紹介されている音はどこから来ているものだろうか。伝統医学の世界にも、やはり水源があるはずである。本書には記載がないが、おそらく自分自身の内部に無限に広がる生命の音に静かに静かに耳を澄まし、実際に聞こえてきた音に由来しているのではないかと思う。私たちの耳は外側についているので、外側に意識は向かいやすいが、外向きの注意を内側に向き直してみれば、わたしたちの身体そのものの振動から受け取れる音がある。生命は生きて動いている。単独で生きているのでもなく、さまざまなものとの相互作用の中で生きている。生命の世界は無の真空状態ではないのだから、そこには必ず摩擦が生まれ、振動が生まれ、音が生まれる。心臓はドクドクと鼓動を打っている音が聞こえるが、聴診器を心臓にあてて静かに耳を澄ましてみると、さらに複雑な音が重なって鳴っていることが分かる。具体的には、心臓の中を血流が流れる音であったり、弁というドアが開いたり閉じたりするときに血流が衝突して聞こえる音でもある。血流などの流れがそこに存在している限り、体内は音を発していて、そうした内部の音と共鳴する音を発することが、わたしたちの命を呼びさますことにつながるのだろう。それは、一種のコミュニケーションなのだ。

いのちの音を聞くこと、耳を澄ますこと、コミュニケーションはそこから始まる。赤ちゃんという存在は、われわれ誰もが通過した生命の原型でもある。私たちが赤ちゃんの時、まだ言葉を獲得していなかった。コミュニケーションの本質を考え直すため、わたしたちが赤ちゃんとコミュニケーションする時にどうするかを考えてみよう。赤ちゃんが、ギギギ……、バアバーなどと話していると、私たちも思わず同じような音を発して、普段出さないような音程の高い声で赤ちゃんの言葉を真似ていないだろうか。ここにこそ、わたしたちのコミュニケーションの原点があり、いのちの表現の原点がある。言葉や文法を獲得する前の時期には、わたしたちは意味をなす前の音を発するし、その音の高さや音律などでコミュニケーションを図ろうとするのだ。そして、受け手側も、その音と共鳴するような音を発することで無意識にコミュニケーションを図ろうとする。自然に沸き起こってくるものに忠実に体が反応するとそれは音となり声となり、そしてその音と共鳴することでつながりや関係性が生まれる。こうした行為は、わたしたち誰もが無意識に通過してきた道なのだ。人の体も、命も、赤ちゃんのように純粋無垢な存在だ。体や命との関係性を取り戻すために、赤ちゃんと「音」で共鳴するようにコミュニケーションが必要なのだ。

また、本書では姿勢や座位が必ず添えられていることも重要なことだろう。日本の伝統では「型」

として伝えられている。息を吐くこと、音を発すること、そして歌うこと。それらは口や声帯という部分だけの動作ではない。体全体をひとつにして運用する流れの中に、呼吸も声も歌もある。だから、全身で音を発するための最善の準備をするために、座を整え、座を練り、音や歌にあった適切な姿勢になることが重要だ。体全体で音を発し、感じ、染み込ませるために。実際、自分の姿勢を変えただけで、心の状態も変化することは誰でも感じられることだ。椅子によりかかる、床に寝そべる、正座する……、ちょっと姿勢を変えただけでも気持ちまで変化するのは不思議なことだ。日本での「型」と同様に、本書では体の姿勢、そして手指の形（手印）も細かく記載されているため、大いに示唆を受けるだろう。

わたしたちの体には外の世界を受け取る入り口として五感がある。五感には、近い場所を感じるものと遠い場所を感じるものに分けられる。近いものを感じる感覚器から、「触覚器」（皮膚）と「味覚器」（舌）が分化して進化してきた。生物の進化の過程で、遠いものを感じる感覚器が発達してくることになる。遠い場所の化学的な変化（におい）を感じ、物理的な変化（音や光）を感じるようになった。そのことで、遠いものを感じる感覚器としての「嗅覚器」（鼻）、「聴覚器」（耳）、「視覚器」（目）が生まれてきた。そのことで、人類は宇宙の果てまでも、におい、聞き、見ることができるようになった。なぜなら、宇宙には境界というものが存在しないからだ。実際、空を見上げてみると、その先にはどこまでも境界がなく宇宙の果てまで連続していることが分かるだろう。伝統医学の世界では、天の世界と人体とが関係があると考えられていた。中医学では「天人合一」として表現されており、本書でもその思想の一端に触れている。それは、人体という内的自然を知ることが、宇宙などの外的自然を知ることと本質的には通じているということを意味している。一方、西洋医学では、細胞の機能不全が病気の原因と考えるため（「細胞病理学説」）、人体と外的自然とは全く関係ないものになってしまった。

遠いものを感じる遠隔受容器（鼻、耳、目）はからだの前端に集まり、左右対称に配列され、近いものを感じる近接受容器（触）はからだ全体に広がっている。遠いものは頭で感じ、近いものは全身で感じる。人体と音との関係を考えるときにも重要なことだろう。音は振動によるものだが、空気の振動は耳から入って聴覚として感じる経路以外にも、皮膚から入って皮膚感覚（振動覚）として全身で感じる経路もある。つまり、外に広がる（宇宙の果てまで）遠い音を受け取るものとして聴覚はあり、内に広がる（いのちの世界）近い音を受け取るものとしては皮膚感覚があるのだ。中医学では経絡というものを非常に重要視するが、経絡はわたしたちの全身に存在する道路のようなものであり、経絡や経穴（ツボ）を感じることと皮膚感覚を意識することは近いのではないかと思う。

中医学では、生命を三つの要素（精、気、神）に分けると書いたが、イメージしやすい表現にするならば、「精」は「物質」（形あるもの）を、「神」は「情報」（形なき働き）を、「気」は「精」と「神」をつなぐ「エネルギー」としてイメージするとわかりやすい。「気」は「エネルギー」であり、形を持つと「精」となり、形なき働きになると「神」になるとイメージしてほしい。水が気体、液体、固体の状態を、見た目の形を変えながら行ったり来たりして自然界を循環しているように。人間のいのちも、こうした三つの要素が形を変えながら移り変わっていると考えるのだ。実際、中医学では死者と生者の違いを観察した結果、生者の体の中に閉じられていたエネルギー（「気」）が、この自然界の中へ発散していくことが死であり、「気」の状態の違いが生と死を分けているのだと考えた。そうした生と死の観察から三要素（精、気、神）の思想やよりよく生きる養生法へと発展していった。

中医学で言う経絡とは、こうした「気」（「エネルギー」）の通り道だと考えてみてほしい。例えば、地下鉄やＪＲの路線図を見てみると、都市部には複雑な交通網が網の目のように張り巡らされている。駅には新宿駅や東京駅などの巨大ターミナル駅もあるが、神保町駅や築地駅など、ある特定の目的を持った人たちが利用する駅もある。住んでいる人しか利用しないが、住民には重要な駅も多数ある。経絡も同じようなものだ。人は「気」（エネルギー）が体を巡っていることで生きているとすると、「気」（エネルギー）を全身に循環させるための道路が必要になる。人体は六〇兆個の細胞から成る巨大都市のようなものだが、大きなターミナル駅ではあらゆる経路からの「気」（エネルギー）が合流し分離する。もし大きなターミナル駅で事故が起きてしまうと、大混乱になることが分かるだろう。小さな駅で事故が起きても、「気」（エネルギー）は別の経路を経由して循環することはできるものの、全身にくまなく循環することが困難になる。経絡は、気の道路のようなものであり、大小の駅に対して、経穴（ツボ）の名前がつけられていると考えればわかりやすいだろう。わたしたちは、体内で交通渋滞や交通事故が起きないように、常に交通網の運航を休みなくチェックしてフォローする必要がある。

いのちの源が安全に路線を回って全身を循環できるようになり、音の振動で、電車に燃料を与え、気（エネルギー）が経絡という道路を安全に循環させる必要がある。伝統医学では、全身に循環している要素（中医学では三つの要素（精、気、神）と五つのシステム（肝、心、脾、肺、腎））のバランスが崩れたことで病を発症すると考える。別の言い方をすれば、病を発症することがバランスを取ろうとする働きの一環でもあるということだ。そう考えると、五臓を総動員させて音を聞く、全身で音を発するという行為が、いのちの通路に水を流して田園の渇きを潤すような行為になっているのだろう。丹田も、お腹にある田園であり、そこには適切な水路と水の流れが必要である。そうしたイメージを持って本書を読んで、実践してみると、自己チューニングは不断に行う必要性があることを痛感する。楽器の調律があっていないと、楽器本来の音色が出ないのと同様に、自分自身の調律があっていないと、その人自身の音色を発することはできないのだ。音を聞き、音を発し、自分という楽器そのものをチューニングする。本書で記されているような、音と人体との不思議な符号でもある。

最後に本書の構成についても述べる。理論篇から始まり、そこで気や五臓の説明がなされる。繰り返しになるが、使用される「肝」や「心」という用語を、「肝」システム、「心」システムと言ったシステムとして理解してほしい。西洋医学でもシステムとして理解されているものに、神経系、内分泌系、免疫系があるが、部分ではなく、相互に連関する全体のシステムとして理解しないと、本書の意図はうまく伝わらないだろう。

次の前奏篇では、姿勢や手の具体的な形が、かゆいところに手が届くような細かいポイントまで記載されている。手の形としての手印がなぜ必要なのだろうか。現代の暮らしが手と脳の働きに特化して急進化していることからもわかるとおり（携帯もパソコンも、手と脳を特化して使う器具として進化してきた）、手や指の形は脳を含めた神経系というシステムにも大きく関連している。人類は手指の動きが自由になったことから（特に母指対立筋により親指と他のすべての指を結べることで、人類は「にぎる」「つまむ」「つかむ」の動作ができるようになった）、手指の自由さが道具の使用を生み、さらなる脳の拡大も生んだと理解されている（そのことでイメージ、シンボルなどの抽象的な思考もできるようになった）。手印としての型で残っているものを実際に実践してみると、微妙な手指の動きが身心に変化を与えることが実感を伴って感じるだろう（ありがたいときに思わず両手をあわせる動作も、広義の手印のようなものだ。実際、両手をあわせるだけで、心も体も何か切り替わることが実感を伴ってお分かりになるだろう）。そのあとには呼吸にも触れられている。呼吸は意識と無意識をつなぐ働きとしても重要である。本書で語られている五臓と音符の関係が無意識の中で発見されずに眠っているならば、無意識に橋を架ける呼吸が、あなたの中にある未知の何かを目覚めさせるきっかけになるかもしれない。

第一楽章から第五楽章までは五臓の音符と音律の具体的なテーマに入ってくるため、音源を確認しながら実際に自分で体を動かして音を発してほしい。自分一人だと続かなければ、仲間を見つけて一緒にやるほうが、お互いの身体の変化を共有できて楽しく続けることができるかもしれない。

内部の命の音楽に耳を澄ますこと、そして全身で音を発し、自分の命の世界と共鳴させ、主体的にコミュニケーションをとり、新しい関係性を結ぶこと。このことは、いつでもどこでもできるものだし、一生ものでもある。本書をじっくり読みながら、張明亮老師を含めた偉大なる探求者や先人たちが積み上げてきた叡智に感謝しながら、自分自身の身心と対話してほしい。そうすると、わたしたちのいのちそのものが、すべてのいのちから受け継いでいるかけがえのないものなのだと、実感を伴って受け取ることができるだろう。

いなば・としろう

（医師、医学博士：東京大学医学部付属病院循環器　内科　助教）

【著者プロフィール】
張 明亮● Zhang Mingliang
1970年、中国山西省太原生まれ。中医師、導引養生専門家、峨眉丹道医薬養生学派第十四代伝人、北京黄亭中医薬研究院創設者・院長。国家体育総局中国健身気功協会常任委員。日本峨眉養生文化研修院院長、スイス（峨眉）丹道中医学院院長、フランス東方文化伝播センター峨眉養生学院院長。フランス、スイス、ドイツ、スペイン、ポルトガル、イギリス、アメリカ、カナダなどに赴き、丹道中医学、健身気功、導引養生の普及に尽力している。国家体育総局より「健身気功普及優秀者賞」を受賞。主な著書に『二十四節気導引養生法』『五臓の音符』『気功の真髄』『峨眉伸展功』などがある

【訳者プロフィール】
山元啓子（やまもと・けいこ）
三重県在住。台湾大学文学部中国文学科卒業、同大学院中退。会議通訳、商業通訳、司法通訳などに携わる。また約10余年間、張明亮氏の気功のセミナーの通訳やテキストの翻訳を担当。訳書に『気功の真髄』（角川学芸出版）、『峨眉伸展功』（ビイング・ネット・プレス）（共に張明亮著）がある。

峨眉気功：http://www.emei-japan.net/
「峨眉気功への招待」

協力：一般社団法人 峨眉養生文化研修院
編集協力：鳥飼美和子・萩原邦枝

五臓の音符
—気の音楽療法—

2018年12月7日　初版第1刷発行

著　者———張 明亮
訳　者———山元啓子
発行者———野村敏晴
発行所———株式会社 ビイング・ネット・プレス
〒252-0303 神奈川県相模原市南区相模大野 8-2-12-202
電話 042-702-9213　FAX 042-702-9218
装　丁———矢野徳子 + 島津デザイン事務所
印刷・製本———中央精版印刷株式会社

ISBN978-4-908055-18-8 C0075 Printed in Japan